面部美容注射填充：口腔医生临床操作指南
Dermal Fillers for Dental Professionals

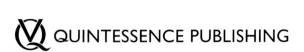

QUINTESSENCE PUBLISHING

Berlin | Chicago | Tokyo
Barcelona | London | Milan | Mexico City | Paris | Prague | Seoul | Warsaw
Beijing | Istanbul | Sao Paulo | Zagreb

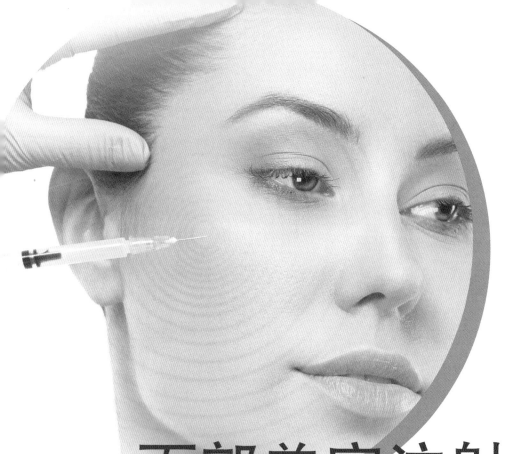

面部美容注射填充
DERMAL FILLERS

口腔医生临床操作指南
for Dental Professionals

（美）阿伦·加尔格
（Arun K. Garg）　　　　主　编
（巴西）雷纳托·罗西
（Renato Rossi Jr）

牛丽娜　　主　审

张浚睿　　主　译

李云鹏　李治冶　副主译

北方联合出版传媒（集团）股份有限公司
辽宁科学技术出版社

图文编辑

杨 帆 刘 娜 张 浩 刘玉卿 肖 艳 刘 菲 康 鹤 王静雅 纪凤薇 杨 洋

©2024，辽宁科学技术出版社。
著作权合同登记号：06-2022第86号。

图书在版编目（CIP）数据

面部美容注射填充：口腔医生临床操作指南 /（美）阿伦·加尔格（Arun K. Garg），（巴西）雷纳托·罗西（Renato Rossi Jr）主编；张浚睿主译. —沈阳：辽宁科学技术出版社，2024.5
ISBN 978-7-5591-3424-0

Ⅰ.①面… Ⅱ.①阿… ②雷… ③张… Ⅲ.①面—整形外科手术—指南 Ⅳ.①R622-62

中国国家版本馆CIP数据核字（2024）第026654号

出版发行：辽宁科学技术出版社
　　　　　（地址：沈阳市和平区十一纬路25号　邮编：110003）
印 刷 者：凸版艺彩（东莞）印刷有限公司
经 销 者：各地新华书店
幅面尺寸：210mm×285mm
印　　张：13
插　　页：4
字　　数：260千字
出版时间：2024年5月第1版
印刷时间：2024年5月第1次印刷
出 品 人：陈　刚
责任编辑：金　烁
封面设计：袁　舒
版式设计：袁　舒
责任校对：李　霞

书　　号：ISBN 978-7-5591-3424-0
定　　价：198.00元

投稿热线：024-23280336
邮购热线：024-23280336
E-mail:cyclonechen@126.com
http://www.lnkj.com.cn

为了将面部美容注射填充治疗纳入口腔全科或口腔专科治疗中，本书以临床经验为基础，构建了完整的理论知识框架，并讲解了详细的分步操作步骤。面部美容注射填充治疗是口腔美学的自然发展方向。口腔医学领域的医生和专家们已经掌握了美学评估、局部麻醉管理和舒适化治疗等相关技能，这使面部填充治疗可以在口腔医学领域快速进行实践并开展相关业务。

现如今，在以美国为代表的国家中，绝大多数州的牙科执业委员会都允许口腔医生针对常规的医美项目开展皮肤填充剂和肉毒毒素的相关治疗。更重要的是，美国牙科协会和各州牙科协会多年来一直在向口腔医生提供并资助相关的继续教育课程。为什么不呢？根据美国的医疗许可指导方针，任何从专业机构（即合法开办的医学院校）获得医学学位的医生——无论从事哪一具体专业，都可以为患者提供面部美容注射服务，并且无须额外进行相关的培训。真的有人相信妇产科医生或风湿科医生在颌面部解剖方面比口腔医生更专业吗？难道所谓的美容师比口腔医生还要懂得更多，也更加在行？在美国的一些州，一个完全没有受过医学教育的人在参加一个周末的医美培训课程后，便可以在医生的授权指导下进行面部注射治疗。历经长年累月临床技能的打磨和临床经验的积累，口腔医生已经具备了进行安全且符合审美的面部美容注射填充治疗的资格。但是，像大多数口腔治疗一样，面部美容注射填充治疗既需要精湛的临床技能，也需要极强的美学造诣，还需全面理解、熟悉颌面部的解剖结构、当前的填充材料和掌握各种填充方法。

我们当然不是说普通的口腔医生或资深的口腔专家不需要进行额外的培训学习（如学习如何选择合适的皮肤填充产品、练习安全的面部注射技术，以及学会如何预防相应的并发症）。相反，我们写本书的目的是为口腔医生提供必要的入门知识和基本技能——当然不是口腔医生通过已有的临床实践所掌握的知识和技能，使广大口腔医生成为面部年轻化这一高回报、高收益领域的合格医疗服务提供者。

口腔医学的临床诊疗范围从来都不是固定的。本书的写作目的也不是倡导所有口腔医生和口腔专家都开展面部美容相关的诊疗服务。相反，我们既作为临床医生，也作为研究学者，真实目的是希望将多年总结、积累的经验和方法传播给更多的口腔医生，帮助他们如何将大量的皮肤填充治疗患者成功且安全地纳入现有的临床诊疗中。

口腔与颌面部其他组织器官共同构成了人类的容貌基础。随着社会经济的不断发展与人民生活水平的日益提高，面部医疗美容已经成为广受爱美人士关注的医疗领域之一。伴随医疗美容技术的进步和口腔医学领域的拓展，口腔医生在面部医疗美容领域扮演着越来越重要的角色。因此，我们必须要关注这一领域，学习这一领域，进而创新这一领域。

作为一名口腔医生，我深知口腔医学的发展离不开与时俱进，需要不断吸纳并运用最新的医学技术和理念。本书作为一本专门为口腔医生打造的医疗美容专著，详细叙述了面部美容注射填充所需的基本理论知识和临床操作技巧，为口腔医生开展相关的诊疗业务提供了必要的支持和指导。本书的出版，标志着我国口腔医学领域对于面部医疗美容的探索迈出了重要的一步，为口腔医生提供了一个全新的诊疗方向。因此，我对此感到十分振奋和欣喜。

在医疗实践中，我们越来越多地接触到有关面部医疗美容的需求。传统的口腔医学，更多只是满足了患者的口腔健康需求。现如今，人们对于口腔诊疗的要求已经不仅局限于口腔健康，还希望通过医疗美容来进一步改善自身的容貌。因此，口腔医生有责任和义务不断学习并提升自身的专业水平，以满足患者日益增长的审美需求。面部美容注射填充技术的引入，不仅丰富了口腔医学的治疗手段，更为口腔医生提供了一片更为广阔的实践领域，使其有机会能够更全面地关注患者的面部整体美学需求，从而丰富了口腔医学的价值内涵，并提升了口腔诊疗的服务水平。

《面部美容注射填充：口腔医生临床操作指南》的出版，为口腔医生提供了一个学习和交流的平台，使我们能够更好地应对患者的美学需求，提升自身的岗位能力和竞争实力，最终为患者提供更加全面、优质的医疗服务。我对本书的出版充满期待，同时也期待着口腔医学的发展能够更加繁荣，为广大患者带来更健康的口腔和更美好的生活。

最后，愿我们热爱的口腔医学事业如日方升，愿广大口腔同行携手并肩，继续创造微笑，创造美丽！

牛丽娜　院长
空军军医大学口腔医院

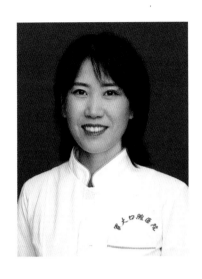

牛丽娜

空军军医大学口腔医院院长，教授，主任医师，博士研究生导师。教育部青年长江学者，国家自然科学基金"杰青""优青"项目获得者。现任陕西省口腔医学会副会长，中华口腔医学会口腔医学教育专业委员会副主任委员，中华口腔医学会口腔修复学专业委员会常务委员。主要从事口腔颌面组织缺损修复的医教研工作。先后主持国家自然科学基金"杰青""青年863"等20余项课题基金项目。以第一/通讯作者身份在《Nature Materials》等国际著名期刊发表英文论文120余篇。授权国际发明专利2项，国家专利15项。曾获教育部科技进步一等奖等省部级一等奖3项。

随着社会发展的不断进步和审美观念的日益开放，面部美容医疗已经成为当今医学界备受瞩目的领域之一。传统观念上，面部美容注射填充主要由整形外科医生和皮肤科医生来实施。然而，随着口腔医学领域的不断拓展和深化，口腔医生也逐渐成为面部美容注射填充领域的重要潜在从业者之一。在我国，虽然口腔医学领域以其专业性和前沿性蓬勃发展备受认可，但关于口腔医生开展面部美容注射填充的相关知识和实践指导却尚属空白。因此，本书旨在填补这一领域的知识空白，为口腔医生提供一本具有全面、系统理论基础的操作指南。

本书的出版具有重要的现实意义和实践价值。首先，随着人们对美的追求不断提升，越来越多的患者开始关注自身的面部容貌，希望通过美容注射填充技术来改善面部轮廓、减轻皱纹，增加面部的年轻化。作为口腔医生，我们在进行传统口腔医学范畴诊疗服务的同时，也应当关注患者颌面部的整体美学需求，为其提供更加全面、个性、完善的医疗服务。其次，面部美容注射填充技术的引入，不仅可以有效改善患者的容貌美感，提升其自信心和幸福感，还可以为口腔医学领域带来全新的发展机遇和商业价值。因此，本书的译介对于推动口腔医学与医疗美容的深度融合，促进口腔医学领域的多元化发展具有重要的意义。

本书的翻译工作主要由我院颅颌面整形与美容外科经验丰富的临床医生完成，同时汇集了多名口腔医学和整形美容领域的专家学者，结合了国内外最新的研究成果和临床经验，力求为广大口腔医生提供一本权威、实用的学习指南。本书主要包括面部美容注射填充的入门知识、填充剂的选择与应用、并发症的预防和处理以及详细的注射技术与操作要点等内容，旨在帮助口腔医生全面了解面部美容注射填充技术的核心理论和操作技巧，提高其临床实践能力和技术水平。

在此，我要衷心感谢所有为本书翻译和出版付出辛勤努力的专家学者与机构，也感谢广大口腔医生对本书的关注和支持。希望本书能够成为口腔医学领域的一本经典之作，为口腔医生提供实用、可靠的学习资源，为我国口腔医学与医疗美容的融合发展贡献一份力量！

最后，我谨代表所有参与本书翻译和出版的专家学者，祝愿我们的口腔医学事业蒸蒸日上，患者的笑容更加灿烂、美丽！

张浚睿
空军军医大学口腔医院

译者简介 Translators

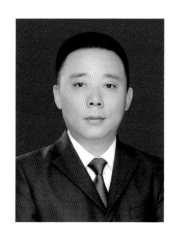

主 译 张浚睿

空军军医大学口腔医院颅颌面整形与美容外科科室主任，副教授，副主任医师，博士。现任中华口腔医学会唇腭裂专业委员会常务委员，陕西省医学会整形外科学会分会常务委员，陕西省医学会医学美学与美容分会常务委员，Operation Smile及"微笑明天"慈善项目认证外科医师。从事口腔颌面外科学专业临床工作30年，擅长唇腭裂序列治疗、颅颌面畸形整复、医疗美容以及颌面部各类常见疾病的诊疗。主持国家自然科学基金面上项目及陕西省科技攻关课题项目各1项，医院新技术新业务及规范类临床课题项目2项。在国际、国内各类杂志发表论文40余篇。曾获陕西省科学技术一等奖及军队医疗成果二等奖各1项。卫生部规划教材《口腔解剖生理学》第七版编委。

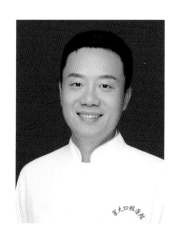

副主译 李云鹏

空军军医大学口腔医院颅颌面整形与美容外科科室副主任，副教授，副主任医师，博士研究生导师。现任中华口腔医学会口腔颌面外科专业委员会青年委员，中华口腔医学会唇腭裂专业委员会青年委员，中华口腔医学会口腔美学专业委员会委员，陕西省医学会整形外科学分会委员。主持国家自然科学基金项目2项、省级课题项目2项，国家口腔疾病临床医学研究中心课题项目1项，军事口腔医学国家重点实验室课题项目1项。以第一/通讯作者身份发表SCI收录论文12篇、中文论文10篇，其中《Journal of Dental Research》封面文章2篇。授权专利3项。曾获国际牙科研究会（IADR）威廉盖茨奖（2015），陕西省高等学校科学技术研究优秀成果一等奖。参编专著5部。

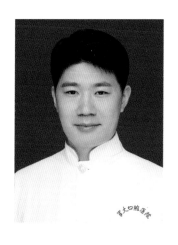

副主译 李治冶

空军军医大学口腔医院颅颌面整形与美容外科主治医师，讲师，博士。现为陕西高校青年创新团队成员。主要从事颅颌面畸形整复与美容、颌面部各类常见疾病的诊疗、面部年轻化微创治疗和口腔美学修复等。主持国家自然科学基金项目1项，医院新技术新业务项目1项，承担国家级、省部级等课题项目8项。发表SCI收录论文7篇，中文核心期刊论文5篇。授权专利6项、软件著作权5项。曾获军队级精品课程，陕西省科技工作者创新创业大赛一等奖，中华口腔医学会口腔医学教育专业委员会全国口腔青年教师授课技能比赛二等奖。参编、参译专著及教材5部。

译 者（按姓氏笔画排序，均来自空军军医大学口腔医院）

孔 亮 石 晋 申福定 刘富伟 周 龙 郭维维

Arun K. Garg, DMD

Private Practice
Miami, Florida

Former Professor of Surgery
Division of Oral and Maxillofacial Surgery
Miller School of Medicine
University of Miami
Miami, Florida

Renato Rossi Jr, DMD, MSc, PhD

Director
Oral and Maxillofacial Surgery Residency
Program
University of São Caetano do Sul

Private Practice Limited to Oral and
Maxillofacial Surgery and Oral Pathology
São Paulo, Brazil

目录 Contents

第1部分：
入门知识和基本技能

**Section Ⅰ : Getting Started
with Dermal Filler Treatment**

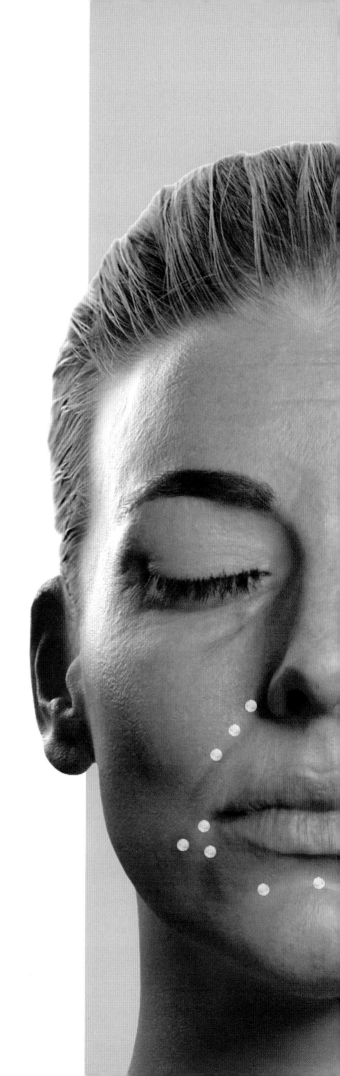

1

面部皮肤填充：每个口腔医生都应该知道的事
DERMAL FILLERS: WHAT EVERY DENTIST SHOULD KNOW

面部年轻化，是指改善面部容貌的各类治疗方法，具体包括：整形手术，如鼻整形术、眼整形术和面部除皱术；微创治疗，如皮肤磨削和化学换肤；以及越来越多的微创疗法，如激光换肤、皮肤微磨削、肉毒毒素注射和面部皮肤填充（图1-1）。2019年，美国整形外科学会（American Society of Plastic Surgeons）报道称，2000—2018年，面部整形手术的手术量下降了9%，而肉毒毒素注射的注射量暴增845%。与之相似的，自2006年以来，面部皮肤填充治疗（软组织填充注射）增加了244%（表1-1）[1]。正如这些数据显示的那样，肉毒毒素和面部皮肤填充剂已经从根本上改变了美国面部年轻化治疗的市场，而且这种趋势在未来数年还将持续下去。

形成这种趋势的一些原因是显而易见的。肉毒毒素［如Botox（Allergan）和Dysport（Galderma）］以及皮肤填充剂的治疗通常可以在1小时内完成，治疗效果会立即显现或在数天内逐步显现，且只需要很短的恢复时间或完全不需要恢复时间。此外，这些方法所带来的是精细的微调效果，可以在不被外人察觉的情况下持续悄然进行，因此受到很多患者的推崇。事实上，这些疗法的目的并不是让人看起来年轻20岁，而是让他们在当下的年龄显得更加精神饱满、神采奕奕（图1-2）。

不同于整形外科手术，虽然当今进行肉毒毒素注射和皮肤填充治疗的费用较高，但仍在多数患者的预算内。进行肉毒毒素注射和皮肤填充治疗［如Juvéderm（Allergan）］的平均费用分别约为397美元和682美元

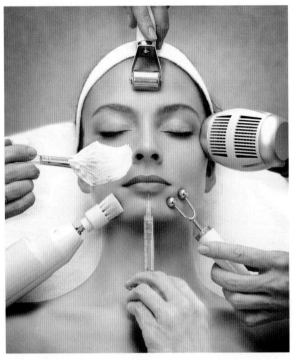

图1-1 面部年轻化治疗包括：整形外科的各类美容手术；皮肤磨削和化学换肤等非手术治疗；肉毒毒素和面部皮肤填充等微创注射治疗。

表1-1 2000年以来美国的面部美容治疗趋势*

治疗项目	2018年	2000年	变化
面部拉皮手术（面部除皱术）	121531	133856	-9%
鼻整形术	213780	389155	-45%
眼整形术	206529	327514	-37%
A型肉毒毒素注射[†]	7437378	786911	+845%
软组织填充注射[‡]	2676970	778000[§]	+244%

*数据来源于美国整形外科学会[1]。
[†]包含Botox（Allergan）、Dysport（Galderma）和Xeomin（Merz North America）。
[‡]包括所有商品化的皮肤填充剂、富血小板血浆和脱细胞真皮基质。
[§]该数据是2006年首次报道的治疗量。

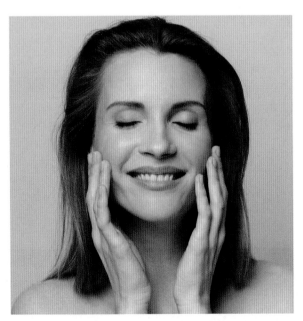

图1-2 肉毒毒素和皮肤填充剂的治疗效果与整形手术不同，既微妙又自然。

（1美元≈7.2元人民币），这两种治疗的费用相当于进行牙齿美白或享受一天SPA的费用。将这些费用与隆鼻术（5350美元）或皮肤磨削（1250美元）的平均费用进行比较，微创治疗的费用更容易被各种收入水平的人群所接受，包括那些不会考虑通过整形手术来解决衰老问题和容貌问题的人群[1]。

在大多数读者眼中，可能普遍认为中年女性是推动这一趋势的主体，但事实并非如此。近几年来，"老爸返青春"（daddy do-over）已经悄然流行起来，而且随着越来越多20～30岁的患者希望通过皮肤填充来进行痤疮瘢痕治疗、鼻整形、丰唇和其他美容项目，患者的平均年龄一直在年轻化。2018年，20～39岁的人群占所有进行肉毒毒素注射的18%，占皮肤填充治疗的11%[1]。

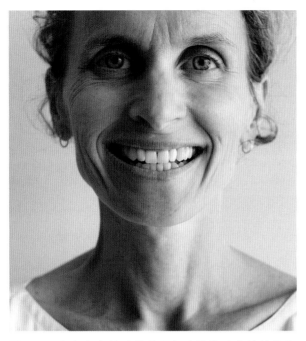

图1-3　肉毒毒素针对的是面部皮肤的动态性皱纹和褶皱。

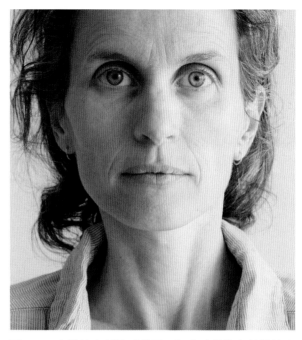

图1-4　皮肤填充剂针对的是面部皮肤的静态性皱纹和褶皱，这是皮肤的增龄性改变。

肉毒毒素和皮肤填充剂：理解它们的差别

目前，在美国，肉毒毒素注射量约为皮肤填充注射量的3倍（740万：260万）[1]。其中，Botox是第一种商品化的肉毒毒素，最初于1989年开发并获得美国食品药品监督管理局（FDA）的批准。肉毒毒素起初是用来治疗斜视（一种眼部肌肉疾病）的药物，但在今天，许多口腔医生使用肉毒毒素来治疗紧咬牙和夜磨牙引发的颞下颌关节疼痛。同时，也有口腔医生通过局部注射肉毒毒素来放松上唇肌肉，达到减轻患者露龈笑的目的。肉毒毒素在整形美容领域的相关应用直至2002年才获得FDA的批准，随后在2003年，第一种透明质酸皮肤填充剂也获得了批准。

动态性皱纹与静态性皱纹

尽管这些注射类制剂的目的是相同的——抚平面部皱纹，但它们的作用机制完全不同。美容用

肉毒毒素的作用部位是收缩时产生动态性表情纹的面部表情肌（图1-3）。药物被直接注射到产生动态性皱纹（包含眉间纹、鱼尾纹和额纹等）的肌肉中，使肌肉麻痹，随后这些皱纹和皮肤褶皱将会在2～3天消失并可维持3～4个月。

与肉毒毒素不同，皮肤填充剂针对的是人类随着年龄增长而产生的静态性皱纹（图1-4）。这些静态性皱纹的出现和面部表情无关，通常伴有其他可见的面部衰老表现，如脸颊和眼窝的凹陷、不规则的或斑点状的色素沉着、皮肤的松弛和干燥等。这些面部的衰老表现是皮肤内在衰老的结果，即胶原蛋白生成减少和细胞更新速度减慢［外部因素（如长期的日晒和吸烟）可能会加速衰老］。内在的衰老是人体随着年龄增长而出现的自然变化，但因为每个人的基因和遗传各不相同，人与人之间的衰老速度也是不同的。在一些人身上，这些静态性的皱纹和褶皱直至55岁或60岁时才出现，而绝大多数人在30岁或40岁时就开始出现，但对我们所有人来说，这些皱纹和褶皱都是人体衰老过程中不可避免的表现。

表1-2　百亿级美元的抗衰行业的治疗费用和总支出*

治疗项目	全国平均治疗费用	总支出
整形美容手术		
颧部整形术	3015美元	43322535美元
颏成形术	2364美元	38769600美元
皮肤磨削	1249美元	100790553美元
耳成形术	3163美元	72382092美元
眼整形术	3156美元	651805524美元
面部拉皮手术（面部除皱术）	7655美元	930319805美元
额头提升术	3623美元	140554285美元
丰唇术（除注射填充外）	1767美元	54527853美元
缩唇术	2009美元	2147621美元
颈部提升术	5424美元	280819182美元
鼻整形术	5350美元	1143723000美元

*数据来源于美国整形外科学会[1]。

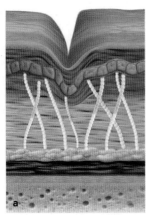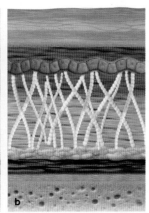

图1-5　一些皮肤填充剂可以刺激胶原蛋白和弹性蛋白的新生，从而减少皱纹的出现。（a）使用皮肤填充剂前。（b）使用皮肤填充剂后。

尽管如此，人们每年还是将数十亿美元用在昂贵的抗衰药和相应治疗上，无休止地探求预防和减轻皮肤衰老的有效方式。随着医美行业蓬勃发展，新的药物、制剂和疗法也不断涌现，表1-2列举了大量现有的外用医美产品（维A酸、α-羟基酸、抗氧化剂和保湿剂）和治疗方法（乙醇酸换肤、深层换肤、皮肤磨削、激光换肤和整形手术）。

本书中，我们只关注使用获得FDA批准的商品化皮肤填充剂和自体血清衍生剂对于衰老相关的静态性皱纹的治疗。如第3章所述，在临床上应用各类皮肤填充剂进行治疗，需要医生了解皮肤填充剂的各种组分与机体的相互作用机制。一般来说，皮肤填充剂至少通过两种作用机制中的一种来达到相应的治疗效果，即刺激剂通过诱导胶原蛋白的新生来逆转皮肤水分的缺失和皮肤弹性的丧失（图1-5）；丰盈剂则提供即时的容量补充，以充盈皮

表1-2（续）

治疗项目	全国平均治疗费用	总支出
微创美容治疗		
A型肉毒毒素（Botox、Dysport、Xeomin）	397美元	2952639066美元
化学换肤	669美元	926114763美元
注射溶脂［如Kybella（Allergan）］*	1054美元	67448622美元
强脉冲光（Intense pulsed light，IPL）	391美元	264140832美元
激光脱毛	285美元	307084650美元
激光治疗		
剥脱治疗	2071美元	332878043美元
非剥脱式［如Fraxel（Solta Medical）］*	1144美元	495961752美元
皮肤微磨削	131美元	92933103美元
非手术式紧肤［Pelleve（Cynosure）、Thermage（Solta Medical）、Ultherapy（Ulthera）］*	2059美元	690362110美元
软组织填充治疗		
脱细胞真皮基质	2065美元	17707375美元
羟基磷灰石钙［如Radiesse（Merz North America）］	691美元	157018694美元
自体脂肪	2126美元	96435360美元
玻尿酸［如Juvéderm Ultra、Ultra Plus、Voluma、Volbella和Vollure；Restylane Lyft和Silk（Galderma）；Belotero（Merz North America）］	682美元	1451925486美元
富血小板血浆（Platelet-rich plasma，PRP）	683美元	87010102美元
聚乳酸［Sculptra（Galderma）］	915美元	111556800美元
聚甲基丙烯酸甲酯（PMMA）微球［Bellafill（Suneva Medical）］	889美元	15614396美元
2018年总支出		16507440034美元

*译者注：Kybella，中文名称为"倍克脂"，一款注射溶脂药品，俗称"溶脂针"，尚未获得我国的国家食品药品监督管理局认证；Fraxel，中文名称为飞梭，一款非剥脱式点阵激光仪器；Pelleve，一款紧肤除皱的射频仪器，国内尚无使用；Thermage，音译"热玛吉"，官方并未认可"热玛吉"为其中文名称，一款紧肤除皱的射频仪器；Ultherapy，超声刀，一款超声美容抗衰仪器，尚未获得我国的国家食品药品监督管理局认证。

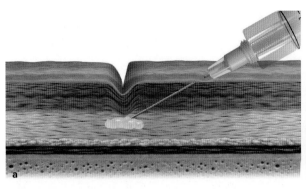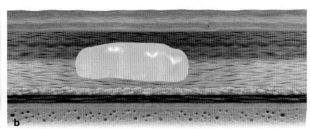

图1-6 其他皮肤填充剂旨在为凹陷的皮肤补充组织容量，从而抚平皱纹和褶皱。（a）注射皮肤填充剂时。（b）注射皮肤填充剂后。

肤的皱纹和褶皱（图1-6）。许多产品也会同时结合这两种作用机制，实现双重的治疗效果。由于市面上现有数十种皮肤填充产品可供选择，临床医生有责任了解它们各自的理化特性对生物相容性、体内维持时间等临床性能指标的影响，所有这些内容都将在第3章中进行讨论。

破解现实的问题

如今，随着越来越多的口腔医生（以及其他医学领域的专科医生）开始在利润丰厚的面部年轻化市场上竞争患者。但同时，他们也面临着来自医美领域所谓的"专业医生"——即获得委员会认证的美容皮肤科医生和整形外科医生日益强烈的反对。支持者认为，口腔医生比大多数医生更有资格进行皮肤填充治疗——他们熟悉面部肌肉的解剖，精通局部麻醉，在日常工作中经常遇到常见的不良反应和并发症（如疼痛、肿胀、炎症），并且具有良好的局部微观审美判断力。反对者则认为，口腔医生缺乏系统的培训和专业的知识，无法满足患者各类的审美需求，而且在可能导致失明或死亡的严重并发症面前缺乏足够的应对能力。

归根结底，是否开展医美服务是口腔医生个人的决定和选择，但首先需要着重考虑以下几个严肃而重要的问题。

法律问题

大约10年前，无论是专业的牙科协会还是基层的口腔医生，如果有从事面部年轻化治疗的想法，均会引起很大的争议和反对。然而，人们的态度和想法慢慢在改变。如今，在美国，大多数州的牙科执业委员会允许口腔医生针对常规的医美项目开展皮肤填充和肉毒毒素的相关治疗。另一些州虽然也允许口腔医生开展医美服务，但给出了相应的限制，规定这些服务必须作为口腔治疗计划的一部分才能开展，不能单独只进行医美治疗。也有其他州则规定了口腔医生在提供这些服务前必须符合具体的法规或认证要求。但仍有少数州认为医美服务超出了牙科诊所的诊疗范围，并完全禁止口腔医生开展医美治疗。

此外，拥有163000多名会员的美国牙科协会（American Dental Association）多年来一直在向口腔全科医生与口腔专科医生提供并资助肉毒毒素和皮肤填充剂注射治疗的继续教育课程。毫无疑问，这些治疗就像20年前的牙齿美白一样最终将纳入口腔的常规诊疗范围中，并在全美范围内推广。因此，在决定是否开展相关注射填充业务之前，如果您还不知道所在州的制度和法规，请咨询您所在州的牙科委员会。

另一个与州法规有关的注意事项是医疗事故保

险的问题。如果您的口腔医疗事故保险不包括皮肤填充治疗，那么我们强烈建议您找一家能够额外提供相应赔付的保险公司，当出现注射填充相关的医疗事故时，能保护您免受巨额的经济损失。

道德问题

虽然在临床医学和口腔医学领域，全科诊疗和专科诊疗之间的界限正在模糊，但仍有一些口腔医生担心：仅接受过口腔专科培训的他们是否具备从事面部美容注射治疗的能力。毕竟，皮肤科医生都是经过了严格的专科培训后才从事这些医美治疗的。

实际上，许多皮肤病学和整形外科学课程在皮肤填充操作治疗方面仅仅包含了最基本的理论知识及培训内容。美国医学研究生教育认证委员会（ACGME）要求皮肤科住院医师需"掌握多种常规的美容治疗方法（包括皮肤填充剂）的适应证、禁忌证、并发症和基本的临床操作技术"，并能够"完成或阐述"5种皮肤填充剂的操作治疗（专门从事美容医学研究的皮肤科医生除外）[2]。此外，根据美国面部美容学会的报道，妇产科、眼科、胃肠科、内科和足病科的医生、护士、医生助理及所谓的"医疗美容师"也经常进行皮肤填充治疗[3]。因此，我们可以得出一个重要的观点，那就是口腔医生相较于上述从业人员，在头颈部的解剖学、生物化学和生理学等方面拥有更完备的理论知识，也接受了更多的专业培训。

实际问题

在决定是否从事面部医疗美容前，需要在心中先问自己一些重要且实际的问题。例如，在您的诊所中增加面部医疗美容会对您的个人品牌或诊所品牌产生怎样的影响？例如，一个已经推广微笑美学、牙齿亮白等其他美学服务的诊所会比一个推广综合整体治疗的诊所更适合开展面部医疗美容。同

样，您目前的患者群体也应该是您进行决策的一个重要因素。您的诊所是以普通家庭为目标群体，强调保守性治疗？还是更类似于一个SPA休闲中心，吸引那些在意就诊氛围和环境的患者？此外，不要忘记考虑您身边的竞争对手。在您所在的地区是否还有其他口腔诊所正在提供面部皮肤填充治疗？这可能会对您的决定产生很大的影响。如果在您的诊所附近已经有机构开展注射美容治疗，这也会影响您的决定。

最后，得到诊所全体人员的支持也十分重要。因为，所有员工都需要接受相关的培训，需要了解治疗的具体操作方法、费用和成本、预约流程、所需的耗材和设备以及如何将它们纳入诊疗系统。您的患者首先接触的是前台人员，所以他们需要知道如何回答患者关于治疗项目的疑问。

让您的员工参与这些新业务的一个有效方法是为他们（甚至他们的家人）进行免费的治疗。这个过程是双赢的，员工会忍不住对新业务产生浓厚的兴趣，而同时您也有更多机会来练习和提升操作手法及注射技术。还有一个更大的好处是，您的员工可以与当前或潜在的患者分享他们的治疗体验，真正成为这些新业务的推广者。

开展面部年轻化治疗确实会带来一定的经济效益，但也必须再三考虑上述切实存在的问题。

投资收益

标准的牙科手术室十分适合进行面部皮肤填充剂的注射美容治疗，无须更换或购买特殊的器材和设备。每次治疗的价格为500～600美元，对诊所来说，这不仅收益可观，同时也会对诊所的运营产生巨大的影响。另外，投入的成本可以忽略不计。需要注意的是，诊所的管理软件可能需要更新，并需要针对新业务创建新的文件和表格。皮肤填充剂的存放条件要求严格，故而一定程度增加了储存成本。诊所员工的相关培训可以在内部进行，此项成本最低。剩下的就是如何营销了，如果想向诊所的

新患者推销这些新的业务，需经过谨慎的考虑之后再正式开展。

大多数口腔医生很早就清楚一个道理，老客户推荐身边的亲朋好友前来就诊是对诊所极大的信任，比任何营销推广都更有意义。大多数老百姓都比较抗拒到医院看病，更别说和口腔医生预约看牙了。因此患者愿意推荐他的亲朋好友到您这里就诊，将是一个口腔医生莫大的荣耀。事实上，口腔医生与患者之间这种亦患亦友的关系与其他人际关系有所不同，既特殊，又独特。

我们的患者认可我们的专业能力，相信我们能够为他们提供安全、有效的口腔诊疗服务。他们也相信我们的审美能力，认可我们某些方面的选择（如修复体颜色或形态）。同时，我们也比任何人都了解我们患者的外表和容貌（可能除了他们的伴侣）。那么，关于他们是否需要通过局部的微创注射填充祛除嘴角的皱纹（即鼻唇沟）使他们看起来更年轻的问题上，谁能比您更有话语权？尤其是许多患者可能从未考虑过要进行医美治疗。

口腔医生开展面部皮肤注射填充治疗显然需要一定的时间和耐心，但您可以利用这段时间先在员工、家人和朋友身上进行练习性的操作来提高您的临床技能。起初，您的实际操作时间可能会比预期要久，也可能会因填充量不足而需进行二次填充，因此建议初期进行填充时选择依从性较好的患者。这一点是我们刚开设口腔诊所时也需要注意的问题。目前的优势在于您已经拥有了一批尊重您和信任您的患者。

结论

如果您最终决定将面部皮肤填充剂的注射治疗纳入所在口腔诊所的诊疗范围，您还需要提供高质量的护理服务，而这需要相关的理论知识和专业的培训，否则您不可能获得成功。本书是由口腔医生专门为口腔同行而编写的，它以口腔医生现有的专业知识（如头颈部的解剖、面部肌肉的相关知识、麻醉的方法、医患的沟通技巧等）为基础，为广大口腔医生学习面部皮肤填充治疗提供了更加全面而丰富的内容和指导。因此，本书既包含了进行面部皮肤填充治疗的详细分步指导，使读者能够应对从简单到复杂的各种临床情况，也囊括了各类皮肤填充剂的物理化学特性、标准化的注射方案、面部的美学分析、不良反应和潜在的并发症、定位至皮肤特定层次的方法等重要内容。

将您的业务范围扩大至面部医疗美容，它会像催化剂一般给您带来积极的改变并产生极大的回报。举个例子，当您看到您的患者热情洋溢地来到诊所接受医美治疗时，这会给您的职业生涯带来全新的体验和无比的满足。

参考文献

[1] American Society of Plastic Surgeons. 2018 Plastic Surgery Statistics Report. https://www.plasticsurgery.org/documents/News/Statistics/2018/cosmetic-procedure-trends-2018.pdf. Accessed 21 April 2020.

[2] Accreditation Council for Graduate Medical Education. ACGME Program Requirements for Graduate Medical Education in Dermatology. https://www.acgme.org/Portals/0/PFAssets/ProgramRequirements/080_Dermatology_2019.pdf?ver=2019-06-13-071913-123. Accessed 21 April 2020.

[3] American Academy of Facial Esthetics. Dentists doing Botox? It's about time! https://www.facialesthetics.org/blog/dentists-botox-time/. Accessed 21 April 2020.

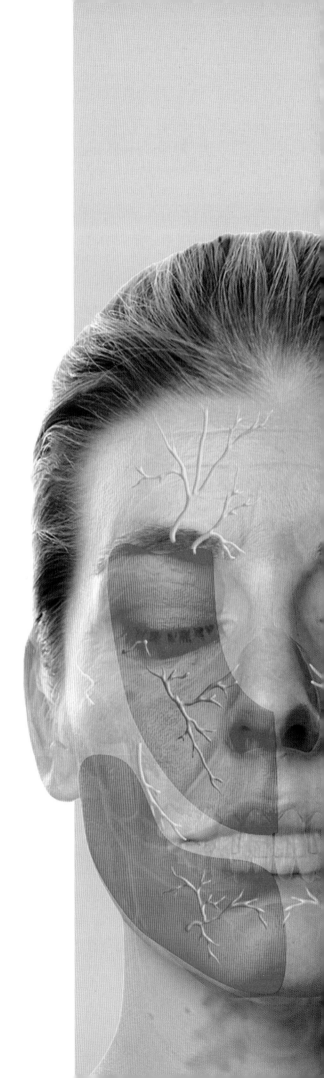

2

面部皮肤填充的麻醉

ANESTHESIA FOR DERMAL FILLER
INJECTIONS

在面部美容诊疗过程中，与口腔治疗类似，患者通常不是根据疗效而是根据治疗过程来评估治疗效果成功与否的。相比于大多数医疗专业人员，口腔医生也许更明白，控制、减轻疼痛是整个治疗过程中不可或缺的一部分：对疼痛管理给予的关注越多，患者就越有可能对整个治疗过程感到舒适和满意。懂得如何进行疼痛控制在面部美容年轻化治疗中发挥着重要的核心作用[1]。

除了减少患者的不适外，适当的麻醉管理也可以最大限度地减轻治疗部位的组织改变，提高注射和治疗的准确性，增强美容效果。具体麻醉方法的选择取决于多重因素，包括患者对疼痛的耐受性、治疗部位的敏感性、使用的填充剂类型、皮下注射的深浅和注射产品的用量。一般来说，治疗部位越敏感，就越需要进行麻醉和疼痛控制。了解可用的麻醉药物、方法和器械设备，临床上选用合适的麻醉方法对患者和医生都至关重要。本章对各类疼痛控制和麻醉的方法进行了详细的介绍，这些方法对人体的侵入性也各不相同。

无创性麻醉技术

冷却疗法和振动疗法

正如大多数口腔医生所知，平和的举止和轻柔的触碰可以大大减少患者在打针前的恐惧及焦虑。当与其他无创性疼痛控制方式结合使用时，这种方法更加有效。

有许多不同形式的冷却疗法可以安全、简单、有效地控制注射部位的疼痛。作为控制疼痛的预处理，冰袋、蒸汽冷却剂和接触式冷却设备可以单独使用，也可以与局部麻醉剂结合使用。冰袋或冰块可以敷在皮肤上1~2分钟，从而使注射部位感觉麻木[2-3]。虽然这种方法最多只能缓解疼痛，但它安全、廉价且简单。在注射部位喷洒蒸汽冷却剂，如氯乙烷（图2-1）或二氯四氟乙烷皮肤制冷剂，可立即使局部的神经麻痹。一项随机横断面研究发现，当患者在注射皮肤填充剂之前使用蒸汽冷却剂进行喷雾治疗时，疼痛的感觉在统计学上显著降低了64%[4]。这种方法比用冰袋冰敷更为的简单、快速和经济。然而，喷雾式冷却剂只能用于脸颊和鼻唇沟区域，对于那些有反应性色素沉着风险的患者，此种方法应谨慎使用[2]。另外，接触式冷却剂（图2-2）仅需要在注射部位应用1~3分钟至皮肤出现红斑，便可以麻醉治疗区域，而且还可以使皮肤遇冷后产生血管收缩效应，从而减轻治疗后的淤青和肿胀。在接受皮肤填充剂注射1天后，参与该横断面研究的患者的即刻疼痛减少了61%，淤青减少了66%[5]。然而，冷却剂如果在一个部位长时间接触也可导致表皮冻伤。

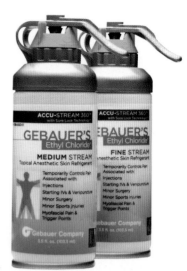

图2-1 在注射皮肤填充剂之前，可以局部使用氯乙烷（Gebauer）来麻痹注射部位。

振动疗法（图2-3）也已被证明是一种降低皮肤填充剂注射疼痛的有效方法[2]。将振动装置应用于注射部位附近的区域被认为可以通过刺激诱导放松面部肌肉——一个与疼痛的门控理论相关的概念，来达到镇痛的目的[3,6]。振动疗法是十分安全的，它可与注射同时应用（图2-4）或在注射前应用，具体的使用方式取决于所使用的振动设备。

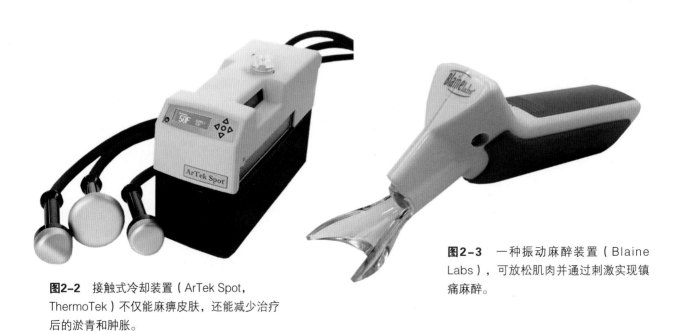

图2-2 接触式冷却装置（ArTek Spot, ThermoTek）不仅能麻痹皮肤，还能减少治疗后的淤青和肿胀。

图2-3 一种振动麻醉装置（Blaine Labs），可放松肌肉并通过刺激实现镇痛麻醉。

表面麻醉

表面麻醉剂具有与注射麻醉剂相同的神经阻滞特性，在单独使用或与注射麻醉剂一起使用时，可以大大提高患者的舒适度[7]。利多卡因是使用最广泛的表面麻醉剂，它既可以单独使用，也可以与其他麻醉剂联合使用[8]。如今，在许多商品化的皮肤填充剂中均添加了利多卡因，这样对疼痛具有一定耐受力的患者可以选用表面麻醉来代替注射麻醉。

表面麻醉剂的有效性取决于其在皮肤渗透的深度、皮肤所处的部位、麻醉时间的时长以及有效成分的浓度（表2-1）[8]。表2-2列举了不同表面麻醉剂的几种特性[9]。本书笔者所青睐的表面麻醉剂是将10%苯佐卡因、20%利多卡因、10%丁卡因（苯佐卡因、利多卡因和丁卡因的组合通常称为BLT，广泛用于美容手术[1]）和10%二甲亚砜（DMSO）混入Lipoderm基剂（美国专业配制中心）的复方制剂。将DMSO添加到标准表面麻醉配方中不仅是因为它具有抗炎作用，还因为它能够快速地渗入皮肤

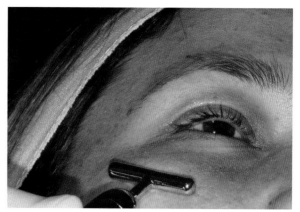

图2-4　振动麻醉装置与注射麻醉同时使用。

中。此表面麻醉剂可在任意药店中购买[2]。大多数表面麻醉剂经0.5mg剂量给药后可在15分钟内生效。

很少有不良反应与使用表面麻醉相关（表2-3）[8]。对于面部皮肤填充，表面麻醉剂应用于皮肤的剂量和面积都不大，因此中毒的风险很低。在一些激光治疗中，当表面麻醉剂用于较大面积的皮肤时，出现并发症的风险会有所增加[8]。在使用复方表面麻醉剂时，了解药物是否含有去氧肾上腺素

表2-1　常用表面麻醉剂的配方

名称	成分
LMX4（Eloquest）	4%利多卡因
EMLA	2.5%利多卡因和2.5%丙胺卡因
BLT Plus（复方制剂）	10%苯佐卡因、20%利多卡因、10%丁卡因和10%二甲亚砜（DMSO）混入Lipoderm基剂（美国专业配制中心）的复方制剂

表2-2　表面麻醉剂的特性[9]

表面麻醉剂	最大剂量	起效时间（分钟）	维持时间（分钟）
利多卡因	500mg	<2	30~45
利多卡因复合丙胺卡因	60mg	<60	60~120
丁卡因	20mg	3	45

表2-3　与表面麻醉剂相关的不良反应

不良反应	症状和体征
过敏反应	局部瘙痒和丘疹，远期可能出现荨麻疹、血管性水肿和过敏性休克
利多卡因对中枢神经系统的毒性	头晕、舌头麻木、耳鸣、复视、眼球震颤、言语不清、癫痫发作、呼吸困难
利多卡因对心血管系统的毒性	心律失常、低血压、心脏骤停
丁卡因对中枢神经系统的毒性	坐立不安、烦躁不安、癫痫发作
由利多卡因、丁卡因或丙胺卡因引起的高铁血红蛋白血症	发绀、酸中毒

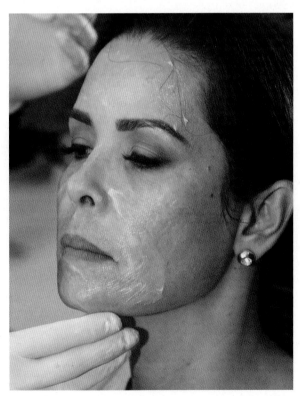

图2-5　外用表面麻醉药膏一般会在5分钟内起作用，并持续至少30分钟。

非常重要，因为这会影响表面麻醉剂的使用剂量（另外，丁卡因也是最常见的与中毒剂量相关的成分）。添加去氧肾上腺素（一种血管收缩剂）可降低全身毒性带来的风险[7,10-11]。

在本书笔者的临床实践中，大多数接受皮肤填充的患者都是从微针治疗开始的，微针治疗可使整个面部皮肤年轻化。如本书第6章所述，在进行微针治疗之前应使用表面麻醉剂。对于疼痛耐受性高的患者，在除唇部外的所有区域，无须注射麻醉剂即可进行皮肤填充，而唇部高度敏感，通常需要在皮肤填充前进行唇部环形阻滞麻醉（见第10章）[2]。根据瘢痕和眉间纹的大小及深度，对大多数患者来说，只需使用表面麻醉剂就可以进行相应的治疗。

表面麻醉的流程：首先使用酒精擦除皮肤表面的油脂并促进麻醉剂的渗透，然后可以用戴手套的手或棉签将表面麻醉剂直接涂抹在皮肤上（图2-5）；麻醉起效后，再次使用酒精擦除麻醉剂。

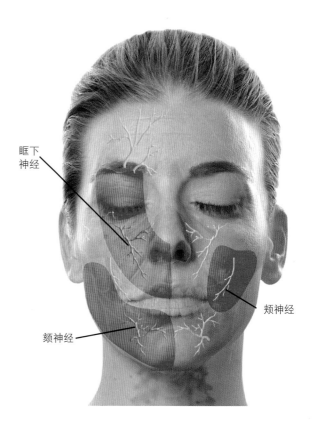

图2-6　面部感觉神经。正如大多数口腔医生所知，眶下神经下支的远端支配上唇，眶下神经的上支支配内侧面部、鼻外侧和下眼睑。颏神经支配下唇，但口角由颊神经的远端支配。眶下神经和颏神经从下颌骨垂直延伸至眶上切迹，该切迹位于眶上缘。这些神经可在面部中线外侧约2.5cm处找到（译者注：原书此处存在歧义，请读者阅读时自行甄别）。眶下孔位于眶下骨缘下方约1cm处，而颏孔位于下颌骨下缘上方1cm处。

眶下神经

颊神经

颏神经

注射麻醉

很显然，注射麻醉是每个口腔医生的日常损伤。然而，由于麻醉的目标是面部的神经而不是仅局限于口腔，口腔医生应系统回顾和复习一下面部的解剖结构，特别应注意面部每个注射部位所对应的神经支配（图2-6）。

注射麻醉的并发症包括患者自身的焦虑、昏厥、淤青、感染和过敏反应。由于麻醉剂量较低，麻醉剂的毒性几乎不存在，但意外注射到神经或血管中可能导致神经系统或心血管系统的毒性，进而可能导致严重的后果（如呼吸窘迫、心脏骤停；注2-1）[1]。局部浸润麻醉和环形阻滞麻醉是两种最常见的小剂量注射利多卡因的方法（0.5~6mL）。本章所述的大多数操作步骤（图2-7和图2-8）都是使用0.1mL的利多卡因-肾上腺素缓冲溶液来进行局部浸润麻醉。通常需要3~6个皮下注射点，注射后这些部位的皮肤应略微隆起。对于成人而言，根据体重，不含肾上腺素的利多卡因的最大给药剂量为

> **注2-1**　与注射麻醉相关的并发症
>
> - 淤青
> - 感染
> - 神经损伤
> - 过敏反应
> - 利多卡因对中枢神经系统的毒性
> - 利多卡因对心血管系统的毒性
> - 肾上腺素不良反应

4.5mg/kg，含肾上腺素的利多卡因的最大给药剂量为7mg/kg[9]。对于特别焦虑或注射痛阈较低的患者，可以使用前面所述的任意一种无创性麻醉技术先进行预麻醉，或者可以在治疗前约15分钟先使用表面麻醉剂。

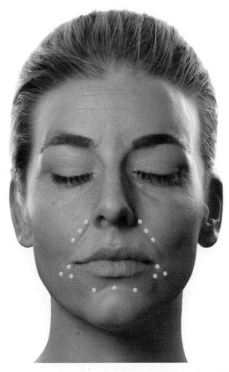

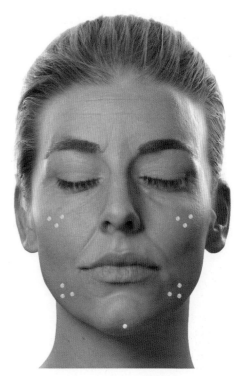

图2-7 基础皮肤填充治疗前的局部浸润麻醉注射位点。

图2-8 高级皮肤填充治疗前的局部浸润麻醉注射位点。

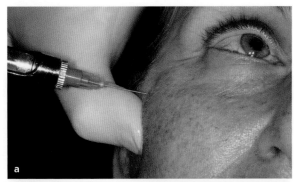

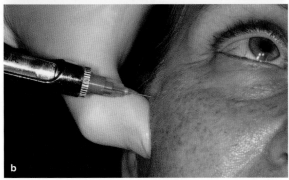

图2-9 （a和b）泪沟区域皮肤填充注射前的局部麻醉方法。

局部浸润麻醉

使用18G、1.5英寸的针头将1mL的2%利多卡因-肾上腺素溶液吸入1mL注射器；然后将针头替换为30G、0.5英寸的针头（除非另有其他目的）。注射部位用酒精消毒后，每次注射0.1mL溶液（图2-9）。根据治疗部位的难易程度，在面部两侧进行后续注射。在远离治疗部位的位置注射麻醉剂有助于减轻水肿。

环形阻滞麻醉

概述

在需要进行面部皮肤填充治疗的某些区域（如唇部和口周区域），麻醉剂注射后的组织变形会特别明显。为了尽量减少或消除这些部位的麻醉后组织变形情况，许多临床医生倾向于使用更短小的针

图2-10　口角环形阻滞麻醉。白色标记点表示注射0.1mL利多卡因-肾上腺素溶液的位置。

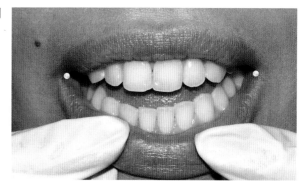

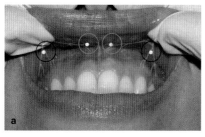 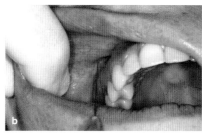 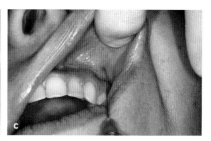

图2-11　（a~c）上唇环形阻滞麻醉。黑色圆圈（前庭沟向尖牙根尖方向进针）表示注射0.5mL利多卡因-肾上腺素溶液的位置，蓝色圆圈（唇系带两侧）表示注射0.1mL利多卡因-肾上腺素溶液的位置。

头通过环形阻滞麻醉来实现更强的麻醉效果。颊侧牙龈的黏膜下层是口周环形阻滞麻醉的常见注射部位。然而，如果治疗区域需要进行眶下神经和颏神经的阻滞麻醉，则沿着上颌骨（用于眶下神经）和下颌骨（用于颏神经）的黏膜下方进行更深层次的注射。

　　将总计1.2mL的麻醉剂（2%利多卡因与1：100000的肾上腺素的混合液）通过4次注射在口内形成上唇或下唇的环形阻滞麻醉。因为上唇比较敏感，所以应在上唇注射部位局部使用表面麻醉凝胶（如20%苯佐卡因）进行预处理。上下唇的环形麻醉区域几乎无法麻醉口角部位，因此应在每个口角处单次注射0.1mL利多卡因-肾上腺素溶液进行麻醉（图2-10）。

上唇环形阻滞麻醉法

　　患者的体位与地面成60°，颏部向上倾斜。抬起患者上唇，露出颊侧牙龈黏膜（图2-11a）。

此时，可局部使用苯佐卡因凝胶1分钟，以麻醉上唇系带和上颌尖牙之间的黏膜注射点。将30G、0.5英寸的针头指向瞳孔，平行于上颌骨，刺入黏膜下方（图2-11b和c）。当针头接近完全刺入后，注射0.5mL利多卡因-肾上腺素溶液。如果推药阻力较大，则考虑是进针角度太浅，将麻醉剂推进了真皮层中。当针头退出后，应将注入的利多卡因向上方按压，使其朝眶下孔弥散。随后，在上唇系带稍外侧进行第二次注射。将针尖刺入黏膜下方，注入0.1mL麻醉剂，退出针头后按压该部位。

　　接下来，对两侧口角进行局部浸润麻醉。在每侧口角，针尖稍稍刺入黏膜下方，注射0.1mL利多卡因-肾上腺素溶液，然后轻轻按压。医生移至患者的另一侧口角并重复这一操作。麻醉起效的时间通常是5~10分钟。在开始皮肤填充治疗之前，应确认局部麻醉部位已无感觉。如果需要，也可在上颌尖牙位置额外注入0.5mL麻醉剂。

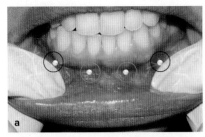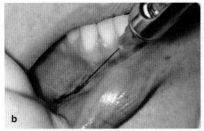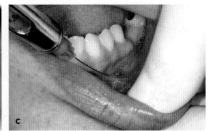

图2-12 （a~c）下唇环形阻滞麻醉。黑色圆圈（向颏孔方向进针）表示注射0.5mL利多卡因-肾上腺素溶液的位置，蓝色圆圈（唇系带两侧）表示注射0.1mL利多卡因-肾上腺素溶液的位置。

下唇环形阻滞麻醉法

与上唇环形阻滞麻醉一样，患者的体位与地面成60°，颏部向上倾斜。翻开患者下唇，暴露下颌第一前磨牙稍外侧的颊侧牙龈黏膜（图2-12a）。此时，针尖指向颏孔，平行于下颌骨，并采取与上唇麻醉相同的方式进行麻醉（图2-12b和c），麻醉时应避免注射层次过浅。注射0.5mL利多卡因-肾上腺素溶液后向颏孔方向局部按压。随后，在下唇系带稍外侧进行第二次注射。将针尖刺入黏膜下方，注入0.1mL麻醉剂，退出针头后按压该部位。

接下来，对两侧口角进行局部浸润麻醉。在每侧口角，针尖稍稍刺入黏膜下方，注射0.1mL利多卡因-肾上腺素溶液，然后轻轻按压。医生移至患者的另一侧口角并重复这一操作。如果需要，也可以在下颌第一前磨牙位置额外注入0.5mL麻醉剂。

结论

局部麻醉是美学治疗的重要组成部分，与它在口腔治疗中的重要性相同。虽然口腔医生没有在口腔医学院校接受过皮肤美容填充治疗的相关培训，但口腔医生在疼痛控制方面拥有着丰富的经验，并且十分熟悉面部肌肉等解剖学相关知识。此外，有些局部麻醉方法是口腔医生在口腔治疗中日常使用的，大多数口腔医生会发现这些局部麻醉知识对于掌握皮肤填充治疗的各种麻醉管理方法是非常宝贵的。

参考文献

[1] Hashim PW, Nia JK, Taliercio M, Goldenberg G. Local anesthetics in cosmetic dermatology. Cutis 2017;99:393-397.

[2] Dayan SH, Bassichis BA. Facial dermal fillers: Selection of appropriate products and techniques. Aesthetic Surg J 2008;28:335-347.

[3] Smith KC, Comite SL, Balasubramanian S, Carver A, Liu JF. Vibration anesthesia: A noninvasive method of reducing discomfort prior to dermatologic procedures. Dermatol Online J 2004;10:1.

[4] Zeiderman MR, Kelishadi SS, Tutela JP, et al. Vapocoolant anesthesia for cosmetic facial rejuvenation injections: A randomized, prospective, split-face trial. Eplasty 2018;18:e6.

[5] Nestor MS, Ablon GR, Stillman, MA. The use of a contact cooling device to reduce pain and ecchymosis associated with dermal filler injections. J Clin Aesthet Dermatol 2010;3:29-34.

[6] Mally P, Czyz CN, Chan NJ, Wulc AE. Vibration anesthesia for the reduction of pain with facial dermal filler injections. Aesth Plast Surg 2014;38:413-418.

[7] Shapiro FE. Anesthesia for outpatient cosmetic surgery. Curr Opin Anaesthesiol 2008;21:704-710.

[8] Sobanko JF, Miller CJ, Alster TS. Topical anesthetics for dermatologic procedures: A review. Dermatol Surg 2012;38:709-721.

[9] Kouba DJ, LoPiccolo MC, Alam M, et al. Guidelines for the use of local anesthesia in office-based dermatologic surgery. J Am Acad Dermatol 2016;74:1201-1219.

[10] Desai MS. Office-based anesthesia: New frontiers, better outcomes, and emphasis on safety. Curr Opin Anaesthesiol 2008;21:699-703.

[11] Bogan V. Anesthesia and safety considerations for office-based cosmetic surgery practice. AANA J 2012;80:299-305.

3

面部皮肤填充剂的选择

DERMAL FILLER SELECTION

针对不同的患者选择合适的医疗产品，这项在口腔治疗中的基本原则也同样适用于面部美容填充治疗，这也是取得良好疗效的关键。然而，市面上现有填充产品多达数十种，这其中也包括一些自体来源的生物制品。因此，详细了解各类皮肤填充剂以及它们的更新演变历程，将有助于初学者对该领域的发展情况有一个整体的把握，进而帮助初学者了解整个填充产品市场并最终找到自己所需的填充产品。

皮肤填充剂的分类

皮肤填充剂可按体内维持时间、生物降解性和作用机制进行分类。

体内维持时间

面部皮肤填充剂按照体内的维持时间通常可分为短效填充剂、长效填充剂、永久填充剂，但这种分类的界定方法比较模糊，并不是很严格。一般来说，短效填充剂可以在体内维持1年，长效填充剂可以维持2年，而永久填充剂（用词明显有些夸大）可以维持5年或更长时间[1-2]。大多数人在讨论某一种填充剂的体内维持时间时，通常会与其他填充剂进行比较，因此维持时间的长短通常是相对而言的。

生物降解性

生物降解性对填充剂产品的体内维持时间有很大影

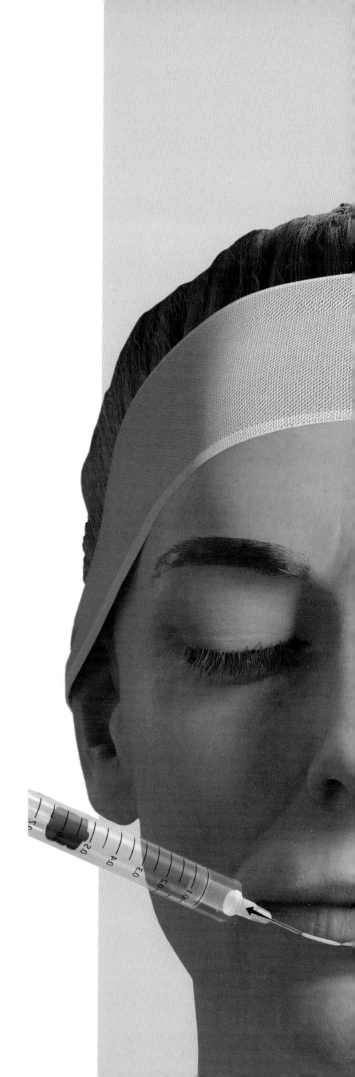

注3-1 理想皮肤填充剂的特性

安全性	有效性	实用性
• 无免疫源性	• 长期有效	• 性价比高
• 无致癌性	• 感觉自然	• 使用方便
• 无致畸性	• 无扩散性	• 获得FDA批准
• 无感染性	• 疗效稳定	• 疗效可逆，可完全吸收
		• 保质期长

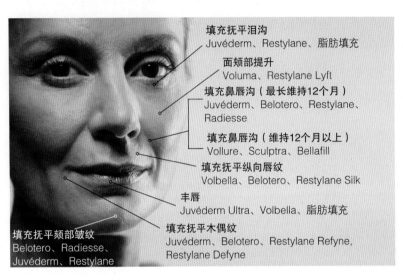

填充抚平泪沟
Juvéderm、Restylane、脂肪填充

面颊部提升
Voluma、Restylane Lyft

填充鼻唇沟（最长维持12个月）
Juvéderm、Belotero、Restylane、Radiesse

填充鼻唇沟（维持12个月以上）
Vollure、Sculptra、Bellafill

填充抚平纵向唇纹
Volbella、Belotero、Restylane Silk

丰唇
Juvéderm Ultra、Volbella、脂肪填充

填充抚平木偶纹
Juvéderm、Belotero、Restylane Refyne、Restylane Defyne

填充抚平颏部皱纹
Belotero、Radiesse、Juvéderm、Restylane

图3-1 获得FDA批准的、用于特定治疗的皮肤填充剂产品，但也经常被用于面部其他部位的注射治疗，属于超说明书范围使用。（改编自美国整形外科学会[10]）

响，是另一种较为模糊的分类方法[3-4]。填充剂产品按照生物降解性可分为：①可生物降解的填充剂；②含有生物可降解颗粒的填充剂；③不可降解的填充剂。可生物降解的填充剂会完全被人体分解、吸收，因此体内维持时间较短。含有生物可降解颗粒的填充剂在被完全吸收之前，可刺激新生胶原蛋白，从而产生更持久的填充效果。不可降解的填充剂具有双重作用：诱发异物反应并刺激新生胶原蛋白的沉积，但不可降解的颗粒最终会永久融入皮肤的结缔组织中。

作用机制

皮肤填充剂也可以根据其作用机制进行分类[5-6]。在这一分类中，可分为丰盈剂和刺激剂两种，前者是通过占据一定的容积来实现填充效果的填充剂（故填充剂注射量的多少更为重要），后者是以某种方式促进机体新生胶原蛋白的填充剂。因

此，部分填充剂产品可以归入这两种中的某一种，而某些填充剂产品的作用则兼具两种特性。

与口腔治疗一样，一成不变的面部美容方法并不会带来最佳的疗效。随着皮肤填充剂领域的不断扩大和发展，临床医生必须了解每种填充剂产品的性能和特点，并熟练运用在每个患者的个性化治疗中。注3-1列举了理想的填充剂产品在安全性、有效性和实用性等方面应具备的特点[7-9]。本章的后续部分将阐述如何对每种填充剂进行分类，并衡量其是否符合理想填充剂的特性和要求。本章将依次按照短效填充剂、长效填充剂以及永久填充剂进行讲解，这与它们发展的先后顺序不谋而合。

与口腔领域一样，经验丰富的皮肤科医生会将许多产品进行超说明书范围使用。本书目前阐述的应用于面部美容项目的填充剂产品及其使用方法仅限于被美国食品药品监督管理局（FDA）所批准的范围和用途（图3-1；表3-1）[10]。

表3–1 获得FDA批准可在美国使用的皮肤填充剂

商品名称（生产厂商）	批准年份	批准的用途
透明质酸（HA）		
Restylane Lyft（Galderma）	2018	深层真皮至浅层皮下注射，用于矫正中重度面部皱纹；皮下到骨膜上注射，用于丰颊和矫正面中部凹陷；皮下注射用于矫正手背组织容量缺失
Restylane Refyne（Galderma）	2016	中层和深层皮肤注射，用于矫正中重度面部皱纹和褶皱
Restylane Defyne（Galderma）	2016	中层和深层皮肤注射，用于矫正中重度面部深层皱纹和褶皱
Restylane Silk（Galderma）	2014	唇部和皮肤注射，并用于丰唇和矫正口周皱纹
Restylane（Galderma）	2003	中层和深层皮肤注射，用于矫正中重度面部皱纹和褶皱
Revanesse Versa（Prollenium）	2018	中层和深层皮肤注射，用于矫正中重度面部皱纹和褶皱
Revanesse Versa Plus（Prollenium）	2018	中层和深层皮肤注射，用于矫正中重度面部皱纹和褶皱（含利多卡因）
Teosyal RHA 2（Teoxane）	2017	中层和深层皮肤注射，用于矫正中重度动态性面部皱纹和褶皱
Teosyal RHA 3（Teoxane）	2017	中层和深层皮肤注射，用于矫正中重度动态性面部皱纹和褶皱
Teosyal RHA 4（Teoxane）	2017	深层真皮至浅层皮下注射，用于矫正中重度动态性面部皱纹和褶皱
Juvéderm Vollure XC（Allergan）	2017	中层和深层皮肤注射，用于矫正中重度面部皱纹和褶皱
Juvéderm Volbella XC（Allergan）	2016	唇部注射，用于丰唇和矫正口周皱纹
Juvéderm Voluma XC（Allergan）	2013	皮下深层和/或骨膜上注射，用于丰颊，以矫正增龄性的面中部组织容量缺失
Juvéderm Ultra（Allergan）	2006	中层和深层皮肤注射，用于矫正中重度面部皱纹和褶皱，丰唇
Juvéderm Ultra Plus（Allergan）	2008	中层和深层皮肤注射，用于矫正中重度面部皱纹和褶皱
Belotero Balance（Merz North America）	2011	注射至面部组织以抚平皱纹和褶皱，特别是鼻旁和口周

表3-1（续）

商品名称（生产厂商）	批准年份	批准的用途
聚左旋乳酸（PLLA）		
Sculptra Aesthetic（Galderma）	2009	注射至面部组织，用于矫正由浅至深的鼻唇沟凹陷和其他面部皱纹
羟基磷灰石钙（CaHA）		
Radiesse（Merz North America）	2006	皮下注射，用于矫正中重度面部皱纹和褶皱
Radiesse Plus（Merz North America）	2006	皮下注射，用于矫正中重度面部皱纹和褶皱（含利多卡因）
聚甲基丙烯酸甲酯（PMMA）微球		
Bellafill（Suneva Medical）	2006/2014	注射至面部组织，用于矫正中重度面部皱纹和褶皱。2014年，也批准用于矫正中重度凹陷性、萎缩性面部痤疮瘢痕

短效填充剂

在这一类别中包含有两种填充剂材料，分别是胶原蛋白和透明质酸（玻尿酸），它们都是人体组织中的天然成分。

胶原蛋白

20世纪70年代推出的牛胶原蛋白注射填充剂是第一个获得FDA批准用于抚平和祛除增龄性皱纹及褶皱的产品。由于大众对动物源性填充产品的安全性普遍存在顾虑，因此几年后，随着人源性胶原蛋白填充剂进入市场，牛胶原蛋白注射填充剂逐渐被市场淘汰。填充剂中添加利多卡因进一步促进了胶原蛋白填充剂的普及，该产品在接下来的20年里成为该领域的"金标准"。

人源性胶原蛋白填充剂的优点很多：无免疫反应、安全、起效快、不需要恢复期。然而，胶原蛋白在体内维持时间只有3个月，吸收速度较快，影响其临床使用。到了20世纪90年代末，较快的吸收率决定了胶原蛋白填充剂如20世纪80年代流行的"爆炸头"和衣服垫肩一样，逐渐被时代所淘汰。尽管如今仍有不少患者要求使用胶原蛋白，但胶原蛋白填充剂已基本停产。

在同一时期，肉毒毒素被用来放松和缓解由面部肌肉收缩产生的皱纹，而且效果非常好。这一重大突破使人们认识到，因表情肌运动而形成的皱纹和因衰老皮肤容量缺失而形成的皱纹是两种不同的皱纹[11]。前者可以通过注射肉毒毒素来暂时性麻痹表情肌（这是动态性皱纹的治疗方法，不在本书的讨论范围内），而增龄性皱纹只能通过恢复缺失的皮肤容积来祛除，这种共识促进了各种新型皮肤填充剂的蓬勃发展。

透明质酸（玻尿酸）

在美国，透明质酸（Hyaluronic acid，HA）是最受欢迎的一类填充剂，其原因如下（图3-2）[10-11]：操作简单、效果自然、恢复期短。与其他种类的皮肤填充剂相比，它还有一个重要的优势是安全性高，即透明质酸可以用透明质酸酶快速、安全地分解，这使它们广受经验不足的临床医生青睐。

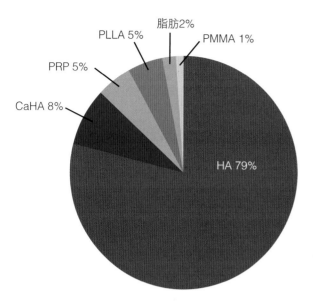

图3-2 2018年，美国不同类型填充剂产品的使用次数占总治疗量的百分比，其中总治疗量为2676970次（数据来源：美国整形外科学会[10]）。CaHA：羟基磷灰石钙；PRP：富血小板血浆；PLLA：聚左旋乳酸；PMMA：聚甲基丙烯酸甲酯；HA：透明质酸。

就如同肉毒毒素对动态性皱纹有明确疗效一样，透明质酸是第一个对静态性皱纹和褶皱具有明确年轻化疗效的皮肤填充剂。它由人体自然产生，在皮肤中浓度较高，可将胶原蛋白和水分结合在一起，从而提供锁水保湿和扩充增容的效果。与胶原蛋白填充剂一样，透明质酸具有天然的生物相容性，但它的吸收速度明显要慢得多。它的锁水保湿能力出色，是当今市场上许多高端护肤品的关键组分。

2003年，FDA批准了第一批品类繁多的商品化透明质酸填充剂（图3-3～图3-7）。到了2018年，它们仍占美国所有皮肤填充剂销售额的77%[10]。Juvéderm（Allergan）品牌下有多款透明质酸填充剂产品，是该领域绝对的市场领导者，其次是Restylane（Galderma）和Belotero Balance（Merz North America）。透明质酸填充剂产品的流变性和理化性质（如透明质酸的浓度、粒径、稠度、黏度、硬度、水溶性、交联技术等）各不相同，相互存在差异，这在临床中对透明质酸填充剂的选择、注射位置和层次以及临床效果方面非常重要。一般

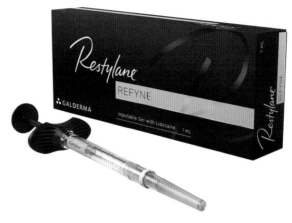

图3-3 Restylane是第一款问世的透明质酸皮肤填充剂，于2003年获得FDA的上市批准，此后又陆续推出了其他Restylane系列的产品。如今Restylane是美国第二大畅销的皮肤填充剂。Restylane Refyne用于治疗轻中度的皱纹和褶皱，而Restylane Defyne用于治疗中重度的笑纹。这两种填充剂的疗效都可以维持12个月。Restylane Silk是第一款可通过钝针进行唇部注射的透明质酸皮肤填充剂。它是一种更平缓、更轻柔的注射方式，可使唇部的形态更丰满，也更立体。Restylane Lyft是一种较黏、较浓稠的混合物，可用于增加面颊部的组织容量达到面部提升的效果，还可用于手背的注射填充。

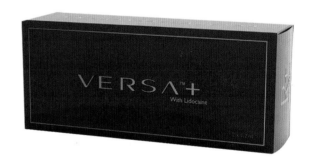

图3-4 Revanesse Versa（和Versa Plus）的设计是为了最大限度地减少治疗后的肿胀，并与周围皮肤组织的水分含量保持平衡。它适用于治疗面下部的皱纹和褶皱，以及增加唇部的丰满度。由于Versa既不会增加也不会减少皮肤中的水分，因此可以帮助临床医生更好地把握填充剂量，避免出现填充过度或填充不足的情况。

来说，交联程度更高的高浓度填充剂产品（一种用于降低体内吸收率的制造工艺），其体内维持时间更久，但可能增加炎症反应和形成结节的风险（表3-2）[12-14]。此外，更高的弹性模量（G'）意味着透明质酸凝胶的硬度较高，注射层次也较深；相

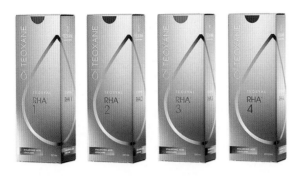

图3-5 Teosyal RHA系列的透明质酸填充剂产品内含第一款专门针对面部表情动态运动的弹性透明质酸填料。RHA 2、RHA 3和RHA 4均具有一定的延展性，注射后不会影响面部的正常表情运动。RHA 2是为填充中度动态性皱纹而设计的，如鼻唇沟、眉间纹和颞部区域的凹陷。RHA 3是为填充重度皱纹而设计的，如鼻唇沟和木偶纹。RHA 4旨在增加颊部、上颊部和面部轮廓等较大区域的组织容量。

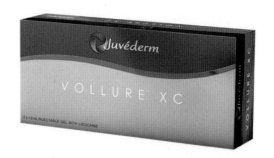

图3-6 Juvéderm在其透明质酸填充剂系列产品中提供了许多不同的配方，该公司在美国的销量超过了所有其他品牌的皮肤填充剂。Vollure适用于治疗面下1/3的皱纹和细纹（鼻唇沟和木偶纹），而Voluma则是为了矫正面中部（鼻唇沟和泪沟）和颧部的增龄性组织容量缺失。Volbella可恢复唇部的形态、轮廓和对称性，并抚平口周皱纹。Ultra XC和Ultra Plus XC均针对中重度的面中部皱纹和褶皱，但Ultra Plus XC的颗粒更大，因此作用时间更长（分别为9个月和12个月）。Juvéderm系列的产品均含有利多卡因，从而可以减少患者的不适感。

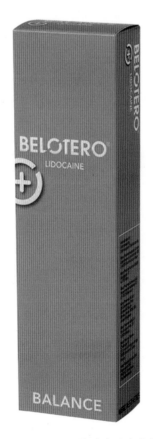

图3-7 Belotero Balance的黏度比许多其他透明质酸填充剂更低，适合用于口周皱纹、泪沟和萎缩性瘢痕。FDA批准其用于填充矫正中重度面部皱纹和褶皱。

反，较低的G'表示凝胶的硬度较低，注射层次也较浅[3]。皮肤的质地、松弛程度和解剖位置也是选择填充产品时必须要考虑的临床因素。了解各种透明质酸填充剂产品的流变性可以使疗效更安全、更有保障。

长效填充剂

这一类别包括由羟基磷灰石钙（图3-8）和聚左旋乳酸（图3-9）制成的填充剂产品，以及从患者自体脂肪和血液中提取的细胞。

羟基磷灰石钙

羟基磷灰石钙（Calcium hydroxyapatite, CaHA）在口腔治疗中是常见的植骨材料，2006年获得FDA批准作为皮肤填充剂在临床使用。与之前的皮肤填充剂不同，CaHA在提供即刻容量补充的同时，还能刺激人体产生新的胶原蛋白，从而实现更持久的填充效果。CaHA在体内无过敏反应，具有内在的

表3-2 不同透明质酸皮肤填充剂产品中透明质酸的浓度[12-13]

填充剂名称	透明质酸浓度 （mg/mL）	弹性模量（G'） （Pa）	有效时间 （月）
Teosyal RHA 2	23	144	9 ~ 18
Teosyal RHA 3	23	184	12 ~ 18
Teosyal RHA 4	23	298	12 ~ 24
Restylane Lyft	20	545	12
Restylane Refyne	20	47	12
Restylane Defyne	20	260	12
Restylane Silk	20	344	6
Revanesse Versa	25	130	6
Juvéderm Ultra XC	24	76	9
Juvéderm Ultra Plus XC	24	148	12
Juvéderm Vollure XC	17.5	273	18
Juvéderm Volbella XC	15	159	12
Juvéderm Voluma XC	20	307	18 ~ 24
Belotero Balance	22.5	41	6

Pa：帕斯卡，压强的国际单位。

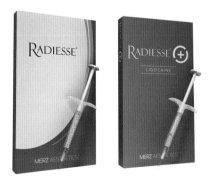

图3-8 Radiesse（和Radiesse Plus）是在美国销售的第一款也是唯一一款获得FDA批准的羟基磷灰石钙皮肤填充剂。Radiesse适用于面中下部的皱纹和褶皱，疗效维持1年左右。

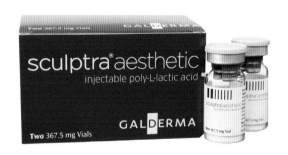

图3-9 Sculptra Aesthetic是唯一一款由聚左旋乳酸（PLLA）制成的皮肤填充剂。它是一种合成的聚合物，已获得FDA批准并在美国销售，主要用于增加软组织容量，矫正轻中度的皮肤凹陷和轮廓缺陷。与其他大多数皮肤填充剂不同，Sculptra的治疗效果在首次注射后约4周才会显现。

生物相容性和良好的安全性。当作为皮肤填充剂使用时，CaHA通常可维持疗效1年后才会被身体完全吸收。

目前，只有一种CaHA皮肤填充剂产品获得FDA批准在美国使用。Radiesse（Merz North America）由30%的合成CaHA微球悬浮于70%的羧甲基纤维素凝胶载体中。可溶性的凝胶载体在体内逐渐被吸收，其中均匀分布的CaHA微球可激活成纤维细胞并诱导其形成新的胶原蛋白。与其他皮肤填充剂相比，Radiesse具有较高的G'和黏性，这一特性使其在注射时能够保持原位而不发生移位[6]。2009年，FDA批准了含利多卡因的Radiesse填充剂产品的使用，从而大大增加了患者在注射过程中的舒适度。

聚左旋乳酸

聚左旋乳酸（Poly-l-lactic acid，PLLA）是一种化学合成的聚合物，也是我们所熟悉的缝合线Vicryl（Ethicon）的主要成分。事实上，除了缝合线之外，聚乳酸（PLA）在一些缝合针、固定板和固位钉中也安全使用了很长时间。PLLA在2009年首次获得FDA批准作为皮肤填充剂使用，并同时具有许多独特之处[15]。首先，PLLA并非真正的丰盈剂，因为它并不是通过补充容积来实现填充效果的。它独特的作用机制是刺激胶原蛋白的新生，这意味着其是通过恢复而并非替代的方式补充皮肤缺失的容积。因此，它在临床中的作用效果是渐进的，需要进行3~4次注射，每次注射至少间隔4~6周。然而，许多患者表示在首次注射后的2年可以一直看到疗效。

其次，相较于其他填充剂，PLLA的注射方法比较复杂，技术敏感性更高。冻干的PLLA粉末必须在注射前至少24小时于无菌水中配制成悬浮液。为确保注射浓度的均一性，避免出现胶原新生不均匀的风险，PLLA应在室温下注射。此外，由于填充效果是延迟出现的，因此要避免矫枉过正，否则

会增加患者注射部位形成小结节的风险，而这些结节可在体内存留长达1年[16]。最终PLLA微粒经人体代谢以二氧化碳的形式排出体外。

Sculptra Aesthetic（Galderma）是美国唯一的PLLA皮肤填充剂产品。它主要用于矫正大面积区域的组织容量不足，并不适合抚平或祛除皱纹，并且严禁应用于唇部以及口周。就本书所描述的注射方法而言，Sculptra是增加颧骨丰满度和隆颏的理想填充产品。

自体脂肪

在干细胞广泛应用的大背景下，越来越多的患者选择应用自体脂肪组织作为皮肤填充剂，而非商品化的填充剂。自体脂肪移植（Autologous fat transfer，AFT），也称为自体脂肪填充（Lipofilling），操作风险较低，优点很多，因而吸引了大量患者愿意尝试进行该手术。第一，脂肪移植不仅对皮肤皱纹和褶皱有立竿见影的填充效果，而且脂肪组织中的干细胞能够提供大量的生长因子，从而促进胶原蛋白的生成。第二，大多数患者都很高兴在手术的同时还能去除腹部或大腿周围的多余脂肪。第三，自体脂肪为患者自身的细胞和组织，因此不存在免疫反应。然而，到目前为止，大多数的研究报道称自体脂肪移植的远期效果并不如人意，主要是因为移植后的脂肪组织会发生不同程度的吸收，吸收率高达70%[17-18]。此外，临床医生对于收集和处理脂肪组织的理想方法意见也不一致[18]。因此，其远期疗效存在不确定性，也无法提前预估治疗效果。

Allofill（Biologica Technologies）是一种成品化的同种异体脂肪移植物，当患者担心抽取自体脂肪所带来的疼痛、成本和恢复时间时，可选择该填充产品。它具备AFT的所有优点，但由于其取自他人捐赠的人体组织，所以无法保证治疗后不出现免疫反应。

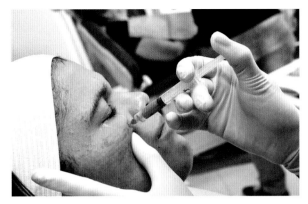

图3-10　进行微针治疗后，可通过无针注射器进行PRP的体内注射。

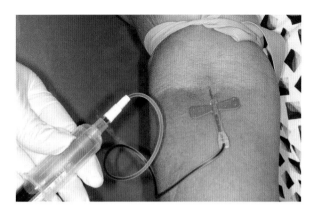

图3-11　PRP的获取需要静脉抽取患者的自体血液，但也省去了使用成品化皮肤填充剂的成本。

富血小板血浆

富血小板血浆（Platelet-rich plasma，PRP）是另一种自体来源的皮肤填充剂，它具有自体脂肪填充的所有优点，但没有自体脂肪获取方面的缺点[19]。PRP通常用于口腔（和其他）外科手术来促进愈合，其具有内在的生物相容性，富含大量干细胞和生长因子。由于只需要进行简单的静脉穿刺便可获取患者的自体血液，因此相较于自体脂肪，PRP的疼痛更轻，侵入性更小，采集成本也更低（图3-10和图3-11）。在面部脂肪填充中添加PRP可缩短恢复时间，并提高整体的美容效果。

永久填充剂

这是各大皮肤填充剂生产厂商心目中的"圣杯"级产品，它应具有HA的安全性，但在体内不会发生吸收，并承诺可"永久"性（5年以上）改善面部外观。如今，只有一种皮肤填充剂能够接近这一目标。

聚甲基丙烯酸甲酯

迄今为止，获得FDA批准的唯一一款"永久"填充产品是由聚甲基丙烯酸甲酯（Polymethylmethacrylate，PMMA）组成的。这是一种不可生物降解的生物相容性合成聚合物，也用于制作各种医疗材料和设备，其中就包括口腔修复体。PMMA皮肤填充剂是由胶原蛋白凝胶中携带的极小微球制成的。当进行体内注射时，它会引发异物反应并最终刺激胶原蛋白的新生。胶原蛋白凝胶载体在短期内可提供即时的容积提升，而不可降解的PMMA微球则具有长期的"膨大"效果[20]。

Bellafill（Suneva Medical）是第一款（也是目前唯一一款）获得FDA批准用于祛除皱纹和褶皱的PMMA皮肤填充剂（有多种不同的商品名称，图3-12）。它以牛胶原蛋白凝胶为载体，大量20～50μm的PMMA微球悬浮其中。胶原蛋白凝胶的作用类似于胶水，可防止PMMA微球的聚集和结块，同时允许新生组织向凝胶内生长。由于胶原蛋白是动物源性的，因此需要在治疗前进行皮肤过敏反应测试。皮肤过敏反应测试的时间是以PMMA皮肤填充剂注射治疗当天为起始，向前推4周，也就是在治疗当天的28天前进行皮肤过敏反应测试。胶原蛋白凝胶载体在注射后1个月内被人体吸收，并在3个月内被结缔组织所取代[21]。当然，"永久填充剂"也有其固有的缺点，就是一旦出现操作失误或发生并发症，则没有有效的方式进行矫正和补救。

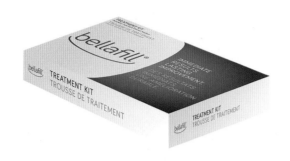

图3-12 Bellafill是一种独特的、具有双重作用的皮肤填充剂，适用于治疗面中下部的重度皱纹和褶皱，以及中重度的凹陷性、萎缩性面部痤疮瘢痕。Bellafill由悬浮在纯化牛胶原蛋白凝胶载体中的无菌PMMA微球组成，具有双重作用机制：①胶原蛋白的即刻填充作用；②PMMA微球可刺激机体胶原蛋白的新生，从而实现远期（长达5年）的皮肤容量补充。由于它内含动物源性（来源于牛）的胶原蛋白，故使用前需进行皮肤过敏反应测试。

结论

了解皮肤填充剂中的活性成分及其特性，可以让临床医生对目前可用的产品和即将问世的新产品做出合理的选择。当然，一些临床因素也同样重要。在选择皮肤填充剂产品时，关键性的临床因素包括治疗区域的面积、治疗区域的容量缺失程度和治疗后填充剂的体内维持时间。此外，每种皮肤填充剂材料的流变特性也限制了其适用范围。一般来说，较稀、较柔软的填充剂可用于治疗细微的皱纹、眉间纹、唇部和瘢痕，而结构支撑型填充剂则最适合用于治疗容积大量缺失的皱纹、颊部和颧骨区域。本书后续章节将从美容治疗咨询直至每步注射操作进行详细介绍。

参考文献

[1] Day DJ, Littler C, Swift RW, Gottlieb S. The wrinkle severity rating scale: A validation study. Am J Clin Dermatol 2004;5:49–52.

[2] Cheng L-Y, Sun X-M, Tang M-Y, Jin R, Cui W-G, Zhang Y-G. An update review on recent skin fillers. Plast Aesthet Res 2016;3:92–99.

[3] Funt D, Pavicic T. Dermal fillers in aesthetics: An overview of adverse events and treatment approaches. Clin Cosmet Investig Derm 2013;6:295–316.

[4] Lin ZY, Shah V, Dhinakar A, Yildirimer L, Cui W-G, Zhao X. Intradermal fillers for minimally invasive treatment of facial aging. Intradermal fillers for minimally invasive treatment of facial aging. Plast Aesthet Res 2016;3:72–82.

[5] Werschler WP, Narurkar VN. Facial volume restoration: Selecting and applying appropriate treatments. Technique poster. Cosmet Dermatol. 2006;19(suppl 2):S1.

[6] Van Loghem J, Yutskovskaya YA, Werschler WP. Calcium hydroxylapatite: Over a decade of clinical experience. J Clin Aesthet Dermatol 2015;8:38–49.

[7] Dastoor SF, Misch CE, Wang H-L. Dermal fillers for facial soft tissue augmentation. J Oral Implantol 2007;33:191–204.

[8] Urdiales-Gálvez F, Delgado NE, Figueiredo V, et al. Treatment of soft tissue filler complications: Expert consensus recommendations. Aesthetic Plast Surg 2018;42:498–510.

[9] Bacigalupi R, Clark J, Lupo MP. An overview of injectable fillers with special consideration to the periorbital area. Cosmet Dermatol 2012;25:421–426.

[10] American Society of Plastic Surgeons. 2018 Plastic Surgery Statistics Report. https://www.plasticsurgery.org/documents/News/Statistics/2018/cosmetic-procedure-trends-2018.pdf. Accessed 21 April 2020.

[11] Glogau RG. Fillers: From the past to the future. Semin Cutan Med Surg 2012;31:78–87.

[12] Mansouri Y, Goldenberg G. Update on hyaluronic acid fillers for facial rejuvenation. Cutis 2015;96:85–88.

[13] Fagien S, Bertucci V, von Grote E, Mashburn JH. Rheologic and physicochemical properties used to differentiate injectable hyaluronic acid filler products. Plast Reconstr Surg 2019;143:707e–720e.

[14] Obi G, International Society of Plastic and Aesthetic Nurses. How to choose a filler or neuromodulator to treat your patients' aesthetic concerns. https://ispan.org/meeting/multimedia/files/2018/Presentations/1130-Obi.pdf. Accessed 21 April 2020.

[15] Zollino I, Carinci F. The use of poly-L-lactic acid filler in facial volume restoration: A review. Open Access Dermatol 2014;2(1):1–3.

[16] Vleggaar D, Fitzgerald R, Lorenc ZP, et al. Consensus recommendations on the use of injectable poly-L-lactic acid for facial and nonfacial volumization. J Drugs Dermatol 2014;13(suppl 4):s44–s51.

[17] Fontes T, Brandão I, Negrão R, Martins MJ, Monteiro R. Autologous fat grafting: Harvesting techniques. Ann Med Surg (Lond) 2018;36:212–218.

[18] Simonacci F, Bertozzi N, Grieco MP, Grignaffini E, Raposio E. Procedure, applications, and outcomes of autologous fat grafting. Ann Med Surg (Lond) 2017;20:49–60.

[19] Cho K-H, Uthaman S, Park I-K, Cho C-S. Injectable biomaterials in plastic and reconstructive surgery: A review of the current status. Tissue Eng Regen Med 2018;15:559–574.

[20] Lemperle G, Knapp TR, Sadick NS, Lemperle SM. Artefill permanent injectable for soft tissue augmentation: I. Mechanism of action and injection techniques. Aesthetic Plast Surg 2010;34:264–272.

[21] Dayan S, Bassichis BA. Facial dermal fillers: Selection of appropriate products and techniques. Aesthet Surg J 2008;28:335–347.

4

并发症的预防和处理
PREVENTING, AVOIDING, AND MANAGING COMPLICATIONS

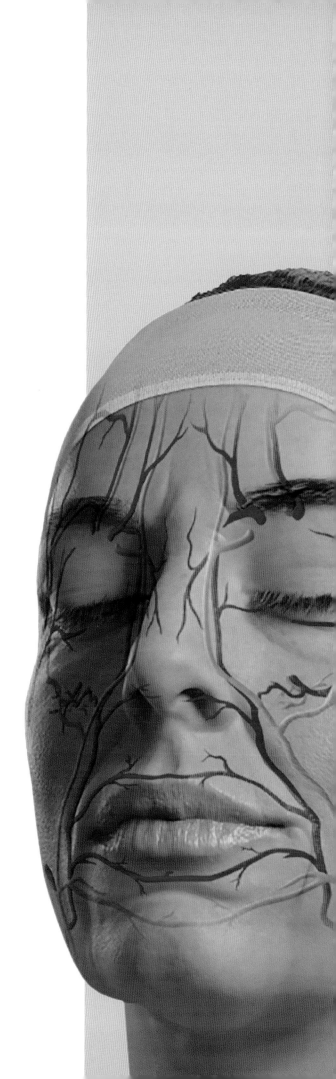

无论是入行新人还是熟练老手，临床医生在进行皮肤填充剂注射美容时，必须时刻警惕潜在的不良后果。大多数不良反应是由以下原因造成的：①注射技术运用不当；②患者对填充材料过敏；③注射部位的局部反应。尽管其中绝大多数不良反应是轻微且自限的，但在极少数情况下却是灾难性的。虽然不是所有的并发症都可以预防，但大多数是可以避免的。

2018年，美国完成了超过250万例软组织填充治疗[1]。由于没有规范的途径进行追踪，因此无法确定这些治疗的并发症发生率[2-4]。2017年发表在美国医学会杂志《面部整形外科杂志》（JAMA Facial Plastic Surgery）上的一篇文章指出，在2014—2016年，自愿报告给美国FDA的1748起与皮肤填充剂相关的不良事件中，肿胀和感染是最常见的并发症，而在某些情况下因血管受损导致组织坏死或失明是最严重的并发症。本书笔者的结论是，虽然所报告的大多数并发症在临床上并不严重，但必须在手术前或操作前通过知情同意书等形式向患者清楚地告知可能出现的严重并发症，有些并发症一旦发生，甚至会彻底改变患者后续的人生[4]。

本章按发病时间介绍了已知的因皮肤填充注射治疗所引起的并发症（注4-1）[5]。其中，即刻并发症是指在术后24小时内发生的事件；早期并发症是指在术后24小时至4周发生的事件；迟发并发症是指在术后4周后发生的事件，有时可能要到术后数月甚至几年才会发生。

注4-1　按发病时间分别列举的常见并发症

即刻并发症	早期并发症	迟发并发症
• 淤伤/淤青	• 感染	• 慢性感染
• 红斑	• 迟发型超敏反应	• 细菌生物膜感染
• 水肿	• 丘疹和结节	• 异物肉芽肿
• 过敏/血管性水肿	• 色素沉着	
• 血管栓塞/损伤	• 感觉障碍、感觉异常和麻木	

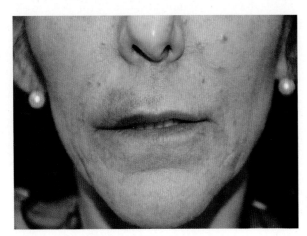

图4-1　透明质酸注射后的治疗区域出现淤青。（经授权转载自Levy和Emer[6]）

即刻并发症

注射部位的不良反应

皮肤填充治疗后，治疗区域淤青、红斑和压痛都是常见的即刻不良反应，但这些术后反应一般可快速消退[2,4,6]（图4-1）。使用扇形注射技术和线状注射技术在真皮层及紧邻的真皮下层进行注射时，更容易出现淤青[7-8]。在注射过程中，选择细针、钝针并在注射填充剂时轻柔缓慢地推注，可以有效减轻治疗区域即刻出现的淤青[7]。皮肤填充治疗前需至少停用1周抗凝药物，如非甾体抗炎药、维生素及中药[8]。术后即刻冰敷压迫治疗区域，可有效减少术后淤青。治疗区域肿胀和水肿也是正常的术后反应，但在某些皮肤填充治疗中会更加严重。

《美国医学会杂志》（JAMA）中指出，肿胀是所有透明质酸（HA）注射治疗后最常见的并发症[4]。注射区域出现包块或结节，通常与过度填充或填充剂注射层次过浅有关，治疗后适当按压治疗区域通常可消除包块和结节[5]。如果仍无法改善，对于皮下浅层次的结节可通过穿刺皮肤，将填充剂抽出以改善上述情况；但如果填充剂位于较深的层面，应注射透明质酸酶溶解包块或结节。

水肿

肿胀和水肿是注射治疗的正常反应，所有的填充剂都会出现这种情况[4,8]，其严重程度通常取决于注射剂量和注射技术。水肿一般会在注射后立即出现或在注射后数小时内出现，通常在1周内就会逐渐消退。减轻水肿的措施包括使用小口径针头、缓慢注射少量填充，以及减少进针点的数量。

过敏/血管性水肿

无论是在一次治疗后还是多次治疗后，有些患者均会在注射皮肤填充剂后出现过敏反应[7]。目前来说，对透明质酸填充剂产生过敏反应的报道较少，但其他制剂的过敏反应发生率则明显增加[9-10]。由于Bellafill（Suneva Medical）是以牛胶原蛋白作为载体，因此在治疗前4周需要进行皮肤过敏测试[5,10]。过敏反应的症状包括水肿、红斑、疼痛和瘙痒（图4-2）。这些症状通常在注射后数分钟至数小时出

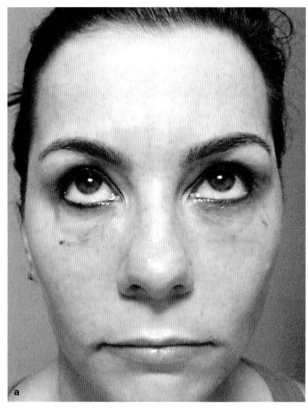

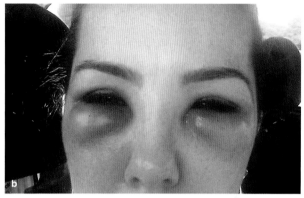

图4-2 （a）注射填充剂至泪沟后1小时出现的过敏性水肿。（b）24小时后的临床表现。

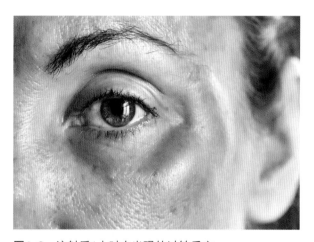

图4-3 注射后1小时内出现的过敏反应。

表4-1 超敏反应的Gell & Coombs分类

类别	介质	举例	发作时间
Ⅰ 型	IgE抗体	过敏性反应、血管性水肿	即刻
Ⅱ 型	IgG抗体和IgM抗体	中性粒细胞减少症、溶血性贫血	数小时至数天
Ⅲ 型	IgG抗体	血清病	1~3周
Ⅳ 型	T细胞和淋巴细胞	接触性皮炎	数天至数周

现[7]（图4-3）。因为可能会发生气道压迫并影响呼吸，所以这些过敏症状的快速发作可能十分紧急，也会引发极为严重的后果。因此，在这种情况下，快速识别病情和持续关注病情变化就显得至关重要。

血管性水肿是由免疫球蛋白E（IgE）介导的

对皮肤填充剂或麻醉剂产生超敏反应的结果[7]（表4-1）。它可能很严重，并可持续数周。然而，大多数患者会在数天内自行缓解，而那些没有自行缓解的患者通常会对抗组胺药物有反应[8]（图4-4）。对于无法自行缓解的顽固性患者，可口服类固醇药物，同时密切监测患者以排除感染的可能。

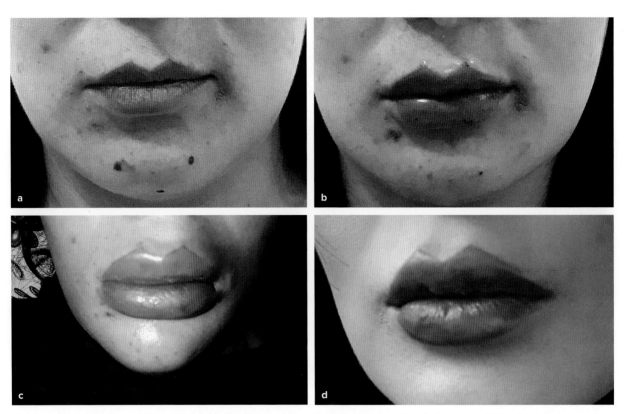

图4-4 （a）行隆颏、丰唇和唇部微整形的患者。治疗后数分钟无反应。注意颏部上表示注射区域的黑色标记点。（b）患者出现对填充剂的过敏反应。（c）填充2小时后的临床表现。（d）并发症治疗后的最终表现。

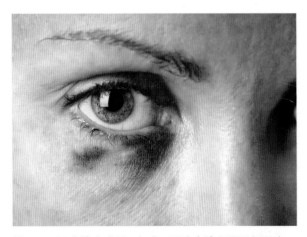

图4-5 泪沟填充术后1小时，下睑皮肤出现局部淤青，可能是由于部分血管栓塞造成的。该患者没有出现远期并发症。

血管栓塞/损伤

血管栓塞是一种严重的急性并发症，通常在注射[3,7-9,11]（图4-5）期间或注射后即刻出现剧烈疼痛，并伴有皮肤发白或其他肤色变化。此类并发症在临床中虽然较为罕见，但可引起皮肤坏死（图4-6）、不可逆性失明和脑卒中。为了避免这一类的并发症，临床医生必须及时辨别并采取相应的措施。血管栓塞是由于填充剂进入血管[3,9]形成了栓塞，从而阻断了血液在血管中的流动。血管栓塞也可出现于填充剂压迫血管壁、注射过快或注射层次过深等原因[7,9]。

当怀疑出现血管栓塞或血管受压时，应立即停止注射并采取下述措施进行治疗，尽快恢复血供

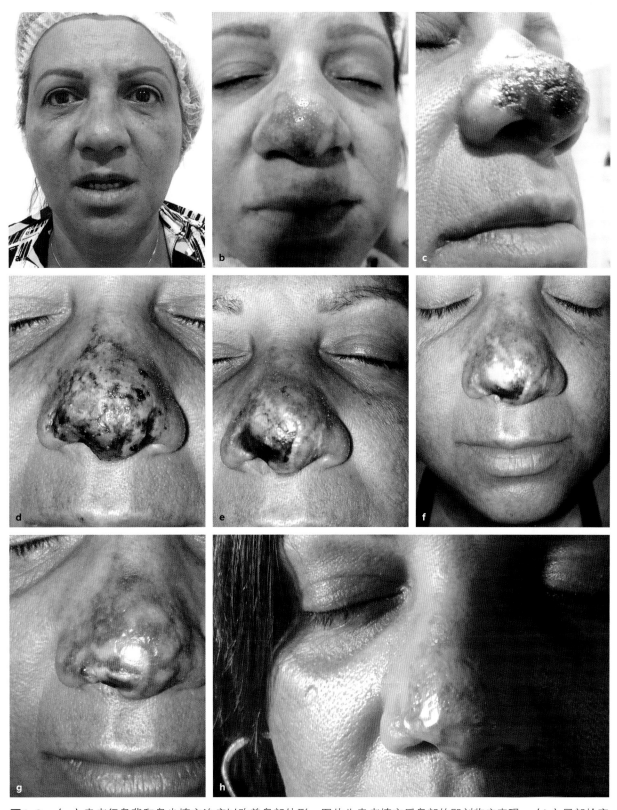

图4-6 （a）患者行鼻背和鼻尖填充治疗以改善鼻部外形。图片为患者填充后鼻部的即刻临床表现。（b）局部栓塞缺血引起的皮肤浅表坏死。（c）皮肤缺血进一步加重，组织出现坏死。（d）鼻尖皮肤行组织清创后的表现。（e）每8小时应用一次纤维蛋白酶和氯霉素后的早期修复状态。这种药物处理促进了对病变坏死区域的化学性清创并防止感染。（f和g）皮肤的修复过程。（h）创面愈合并遗留小面积瘢痕。

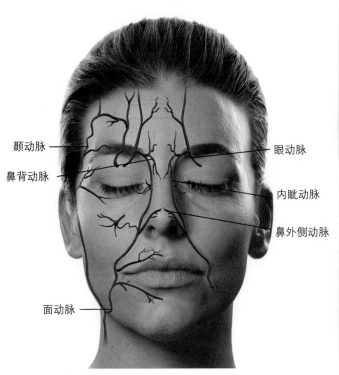

图4-7 面部动脉解剖。

颞动脉

鼻背动脉

眼动脉

内眦动脉

鼻外侧动脉

面动脉

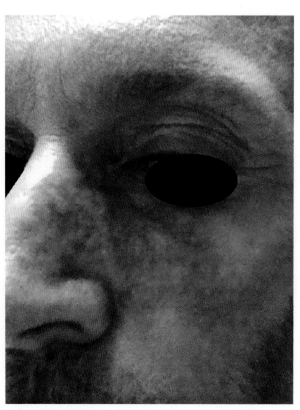

图4-8 软组织缺血可使皮肤表面出现蓝色淤青，看起来像一大片淤青。（经授权转载自Hwang[14]）

> **注4-2 预防血管并发症的措施和建议***
>
> - 使用精细的退针注射技术
> - 使用稳定的压力轻推注射器活塞，缓慢注射填充剂
> - 多位点、少剂量的注射填充剂（建议每个位点的注射量<0.1mL）
> - 深层注射或填充剂较黏稠时，建议使用钝针
> - 锐针仅适用于浅层注射

*改编自Sito等[13]。

异常区域的血流[3,8-9]。首先，用温热的敷料覆盖患处，并轻轻地按压使填充剂分散[3,8-9]。随后在该区域涂抹2%硝酸甘油糊剂，促进血管扩张；使用血管活性剂时，需同期监测患者的生命体征。无论使用哪种类型的填充剂，都应尽快将透明质酸酶广泛

注射至所有受影响的区域，以减轻水肿并缓解因水肿引起的血管压迫效应[2,12]。血管栓塞的治疗原则是溶解填充剂，促进血液流动和血管扩张，治疗全过程必须密切监测栓塞区域变化并进行长期护理。

血管栓塞风险较高的区域是面动脉、鼻动脉、颞动脉和眼动脉分布的区域[13]（图4-7）。眼动脉视网膜分支的阻塞可导致即刻和不可逆性失明。最近的一项数据分析发现，在大多数情况下，眼动脉栓塞常是由于鼻部注射所致[14]（图4-8），而视网膜动脉栓塞最常见于眉间注射[13]。另一项数据分析发现，鼻部注射最容易出现皮肤坏死，其次是鼻唇沟区域；而眉间是最容易导致失明的注射部位。

全面了解面部血管的解剖结构和谨慎精细的注射技术是避免上述血管并发症的关键因素。注4-2列举了减少上述风险的措施和建议[13]。

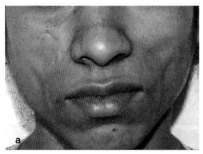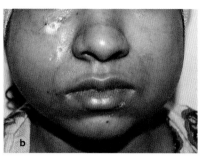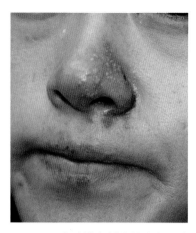

图4-9 （a）双侧面颊部凹陷的患者。（b）术后可见局部水肿和感染。（经授权转载自Marwah等[17]）

图4-10 皮肤填充剂注射治疗导致疱疹病毒的复发感染。（经授权转载自Funt和Pavicic[7]）

早期并发症

感染

任何涉及皮肤损伤的操作都有感染的风险。皮肤填充剂注射后的早期感染可分为急性感染和慢性感染[15-16]。急性感染通常在注射后的数小时至数天出现。症状包括注射部位或周围区域出现红斑、压痛、皮温升高、肿胀、疼痛、结节或脓疱，并可能伴有体温升高[15,17]（图4-9）。慢性感染也会表现出上述的特征，但一般在注射后2周或更久后出现，且影响更加广泛[16]。在鉴别诊断中，重点是将感染与过敏反应引起的炎症反应进行区分，因为其治疗措施完全不同[15]。皮温升高、疼痛、发烧和脓肿形成等症状通常与过敏反应引起的炎症反应无关。

大多数早期的轻度感染是由于皮肤上常见的病原体——化脓性链球菌和金黄色葡萄球菌，进入注射部位引起的[5,18]。慢性感染也可涉及非典型分枝杆菌，其在体内可形成生物膜并处于休眠状态，当皮肤受到损伤或有其他细菌入侵时，该菌可被激活而造成感染。上述这些感染可能会进一步加重并发展为脓肿或肉芽肿。

具体的治疗方法取决于感染的严重程度。对于轻症患者，使用环丙沙星、克拉霉素或阿莫西林加克拉维酸10天至2周后，感染可逐渐被控制[8,18]。对口服抗生素治疗无效的脓肿患者，建议进行脓液培养和药敏试验，以确定病原体和有效的抗生素[19]。慢性感染可能需要额外治疗，包括延长使用抗生素的时间或进行静脉输注抗生素[18]。而当出现化脓性感染时，必要时需对脓肿进行切开引流、注射透明质酸酶、病灶内注射类固醇药物，或最后不得已采用手术切除等措施。

皮肤消毒是避免治疗区域感染的关键步骤[18,20]。市面上消毒液种类繁多，其中10%聚维酮碘、70%异丙醇和含有70%酒精的聚维酮碘等均能达到消毒要求[21]。当患者的治疗区域以及周边存在局部感染时，需待感染消退后方可进行治疗。许多学者指出，皮肤填充剂注射治疗可导致疱疹病毒的感染复发[5,7,15,18]（图4-10）[8,10]。对于有唇部疱疹病史的患者，建议在注射治疗前3~4天使用伐昔洛韦（1g），并在注射治疗后持续使用3~4天[8]。另外，建议此类患者行注射治疗时先进行其他区域的注射治疗，最后再进行唇部注射。

> **注4-3 无菌操作细节以及常用物品***
>
> - 所有物品的无菌包装均由助手打开，包括注射器、纱布和其他材料
> - 全程佩戴口罩
> - 嘱患者戴手术帽或发带
> - 嘱患者在治疗当天不要化妆
> - 如果患者就诊时已化妆，操作前需彻底卸妆
> - 面部消毒范围为全面部，而非仅限于治疗部位
> - 注射治疗时佩戴无菌手套
> - 一旦手套与黏膜接触，需及时更换手套
> - 操作医生和患者在术前彻底洗手
> - 涉及唇部的治疗，需安排在治疗的最后一步
> - 治疗时发现针头变钝，需及时更换

*改编自Urdiales-Gálvez等[8]。

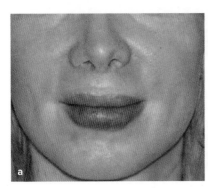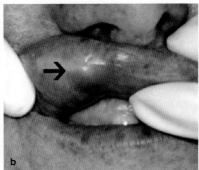

图4-11 注射透明质酸填充剂后数周，干唇（a）和湿唇（b）上的红斑硬化丘疹（Restylane, Galderma）。（由Georga Anastassov提供。经授权转载自Levy和Emer）

大多数感染通常与无菌操作不当有关[13]。注4-3列举了患者术前准备阶段的无菌操作细节以及常用物品。

超敏反应

早发型超敏反应是指皮肤填充治疗24小时至3个月注射区域出现硬结、红斑和水肿的情况[18]，这些症状有时可持续数月。与即刻过敏反应不同，这种类型的超敏反应是由免疫细胞介导的Ⅳ型超敏反应，而非抗体介导（表4-1）[7]。早发型超敏反应对抗组胺药物无反应，需及时去除过敏原[7]。正确做法是使用透明质酸酶来溶解透明质酸填充剂[18]。其他类型的填充剂可能对类固醇治疗有效，而无须进行手术切除[7]。

丘疹和结节

丘疹和结节是皮肤填充注射后非常常见的并发症[2,18]。在皮肤填充剂注射后数天或数周内形成的丘疹通常出现在组织较薄的区域，并且没有相应的症状[6]（图4-11）。疼痛、红肿和触痛的结节通常提示可能伴有感染。所有结节都需要高度重视，需准确评估该结节的性质为非炎症性、炎症性，抑或感染性，从而确定诊断。

大多数早发型丘疹都是非炎症性的，产生原因具体为填充剂注射过多、填充剂注射过浅或填充材料选择错误[18,22]（图4-12）。消除这些丘疹需要用25G针头将其搅碎，然后用力按压使其分散[22]。注射后数天的肌肉运动也会导致填充剂聚集成较大的结节，如果结节持续存在，则需要切开引流。

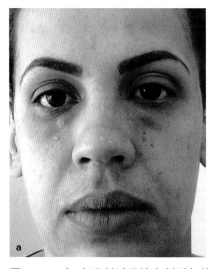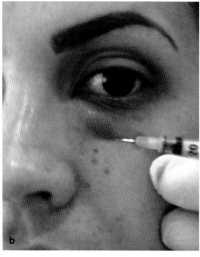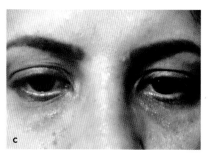

图4-12　（a）注射过量填充剂引起的结节，是泪沟填充治疗的常见并发症。（b）局部使用透明质酸酶来溶解填充剂。（c）30天后的临床表现。

如果使用的是透明质酸填充剂，可以将透明质酸酶注射到结节中使其溶解。被确诊为感染性结节时则需要行抗生素治疗。根据临床需要，进行10天至2周的环丙沙星、克拉霉素或阿莫西林加克林霉素的治疗。对口服抗生素治疗无效的脓肿需进行脓液培养和药敏试验，从而选择适当的抗生素进行治疗。

选择正确的填充材料和注射技术，可以有效预防大多数早发型丘疹和结节的发生。

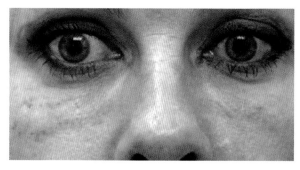

图4-13　丁达尔效应。（由M.Cantisano-Zilkha提供。经授权转载自Hwang[14]）

色素沉着

炎症后色素沉着是一种相对常见的面部创伤后的并发症[18]。尽管它发生在所有皮肤类型中，但肤色较深的患者（Fitzpatrick皮肤类型中的Ⅳ型、Ⅴ型和Ⅵ型）更容易出现这种并发症[7,16,18]。在大多数情况下，色素沉着通常会自行消退并恢复正常肤色。对于持续性存在的色素沉着则需选择美白剂进行治疗，如局部使用对苯二酚（2%~8%）和维A酸，并建议每天使用防晒霜[7,18]。药物治疗无效时可以用化学剥脱疗法，甚至使用强脉冲光或激光治疗。

虽然炎症后色素沉着无法预防，但可以通过减少皮肤穿刺次数从而降低其发生的可能性[7]。对于易形成色素沉着的患者，建议采用扇形注射方式减少皮肤穿刺的次数[7]。

当透明质酸填充剂在皮肤内填充过浅时，皮肤会呈现蓝色，称为丁达尔效应[14,18,20]（图4-13）。发生这种情况时，应将透明质酸酶注射到该部位溶解填充剂[10,18,20]。如果仍不能消除局部皮肤变色问题，可使用小号针头划破皮肤使填充剂流出。

感觉障碍、感觉异常和麻木

在皮肤填充剂注射过程中意外损伤神经是一种罕见的并发症[7-8]。疼痛或感觉障碍可以是暂时性的或永久性的，具体取决于神经受损的程度。在皮肤填充治疗时，神经损伤的方式有以下几种：针尖刺破神经，将填充剂注入神经导致神经压迫，或用力按压填充治疗区域导致填充剂压入神经孔。上述情况的神经损伤都是可逆的，感觉功能一般在数周内恢复。

切断细小的感觉神经可导致神经支配区域的麻木。这种损伤也是可逆的，麻木区域的感觉会在数月内逐渐恢复[7]。然而，神经完全截断造成的损害是永久性的[7]。据报道发生这种情况时，疼痛和麻木最常见于眶下神经支配的区域[7-8]。治疗方法包括在眶下孔注射少量的皮质类固醇曲安奈德，并使用利多卡因或无菌生理盐水溶解填充剂。

全面掌握面部的解剖结构对于每个进行面部填充操作的医生来说都是至关重要的，同时医生还必须认识到神经和血管的解剖位置在不同的患者间可能存在较大的差异。

迟发并发症

慢性感染

在皮肤填充治疗后的数周或数月内发生的慢性感染并不常见。典型的症状包括红斑、局部发热、水肿、疼痛/触压痛、肿胀和其他伴有全身性感染反应的并发症。有时还会形成结节或脓肿，表现为有液性或无液性的坚硬、轻度触痛的肿块。如果不及时治疗，慢性感染可能会导致免疫功能低下的患者发生败血症[7-8]。感染可能源于细菌、真菌或病毒，并且要高度关注分枝杆菌或其他非典型微生物引起的感染[15]。必要时需进行鉴别诊断以排除超敏反应，因此绝不能使用类固醇药物来治疗感染。

治疗应从细菌培养和临床评估开始，以确定感染的来源并制订有效的治疗方案[7,15,18-19]。形成脓肿后需要进行切开引流[7]。在确定病原体和得到药敏试验结果之前，建议开始经验性用药治疗，使用包含可治疗非结核性杆菌的抗生素，如克拉霉素（每天两次，每次500mg），同时联合乙胺丁醇或利福平[8]。

炎性结节

细菌生物膜感染

细菌生物膜的形成是一种延迟反应，可由对抗生素耐药的轻度慢性感染引起。所有的填充剂，尤其是体内存留时间较长的填充剂，都是细菌生物膜形成的潜在表面[2]。能够形成生物膜的细菌种类繁多；生物膜一旦形成，它们会随着时间的推移变得更具耐药性[7-8]。这些复杂的菌群可以休眠数月或数年，直至经由创伤（如第二次皮肤填充治疗）将其激活[7,9,19]。

细菌生物膜可引起局部或全身感染、肉芽肿性反应或炎症反应，临床上较难诊断和治疗[8-9,19]。如果治疗后出现红色的硬化区域，应怀疑存在细菌生物膜。此外，任何经治疗未能改善的持续性炎症状况，或消退后复发的炎性结节，也可能表明有细菌生物膜的存在。

使用广谱抗生素（如喹诺酮类药物和大环内酯类药物）进行抗感染治疗是首选方案[2,7,9]。标准细菌培养技术通常无法识别细菌生物膜；可能需要实时聚合酶链式反应（RT-PCR）、焦磷酸测序、荧光原位杂交（FISH）或超声等技术来鉴定具体的致病微生物[9]。如果使用透明质酸填充剂，可以局部注射透明质酸酶[2,7]。去除填充剂将减少细菌生物膜感染的潜在风险[7]。如果硬化区域持续存在，且上述这些治疗方法效果不佳，强烈建议患者转诊至内科医生就诊。

细菌生物膜是皮肤填充剂注射的一种罕见并发症[7]。为了避免发生，临床上应采取一些预防措施将风险降至最低。这些措施包括在治疗前彻底清洁整个面部，避免注射至以前的填充区域或创伤组织，并积极治疗所有的术后感染。

异物肉芽肿

　　人体对无法分解的异物的反应是将其包裹在单核细胞和巨噬细胞中，且单核细胞和巨噬细胞还会分泌细胞因子及其他炎症产物[7-8,15]。肉芽肿的表现为红色丘疹、结节、溃疡/非溃疡性的斑块，且随着时间的推移逐渐硬化[7,15]。皮肤填充剂的肉芽肿性反应通常在注射治疗数月或数年后出现，而且非常罕见[7-8,15]。透明质酸酶可用于治疗与透明质酸填充剂有关的肉芽肿[7-8,15]。

　　对于其他填充剂，向病变部位注射皮质类固醇药物是一线治疗方法[7,15]。如果治疗失败，可以将5-氟尿嘧啶（5-FU）添加到皮质类固醇药物中[7,15]。对其他治疗方法无效的肉芽肿需要手术切除[7-8,15]。

结论

　　由于社保以及商业保险通常不包含皮肤填充治疗，因此患者对该治疗的期望值通常较高，并且较难接受术后可能出现的并发症和不良反应。并发症和不良反应一旦发生，对患者和医生都会造成情感上的伤害，并可能破坏长久以来建立的良好医患关系。

　　当治疗操作正确、规范时，皮肤填充注射治疗是安全、有效的，且绝大多数的并发症是轻微和短暂的。大多数严重的并发症都是由于注射操作不当、对面部血管解剖了解不足造成的，或两者兼而有之。预防和避免并发症的发生需要对面部解剖有详细的了解，仔细筛选患者，根据治疗部位选择合适的填充产品，并使用正确的注射技术。

参考文献

[1] American Society of Plastic Surgeons. 2018 Plastic Surgery Statistics Report. https://www.plasticsurgery.org/documents/News/Statistics/2018/cosmetic-procedure-trends-2018.pdf. Accessed 21 April 2020.

[2] Ozturk S, Karagoz H, Zor F. The future of plastic surgery: Surgeon's perspective. J Craniofac Surg 2015;26:e708–e713.

[3] DeLorenzi C. Complications of injectable fillers, part 2: Vascular complications. Aesthet Surg J 2014;34:584–600.

[4] Rayess HM, Svider PF, Hanba C, et al. A cross-sectional analysis of adverse events and litigation for injectable fillers. JAMA Facial Plast Surg 2018;20:207–214.

[5] Luebberding S, Alexiades-Armenakas M. Critical appraisal of the safety of dermal fillers: A primer for clinicians. Curr Derm Rep 2013;2:150–157.

[6] Levy LL, Emer JJ. Complications of minimally invasive cosmetic procedures: Prevention and management. J Cutan Aesthet Surg 2012;5:121–132.

[7] Funt D, Pavicic T. Dermal fillers in aesthetics: An overview of adverse events and treatment approaches. Clin Cosmet Invest Derm 2013;6:295–316.

[8] Urdiales-Gálvez F, Delgado NE, Figueiredo V, et al. Preventing the complications associated with the use of dermal fillers in facial aesthetic procedures: An expert group consensus report. Aesthetic Plast Surg 2017;41:667–677.

[9] Graivier MH, Bass LM, Lorenc ZP, Fitzgerald R, Goldberg DJ, Lemperle G. Differentiating nonpermanent injectable fillers: Prevention and treatment of filler complications. Aesthet Surg J 2018;38(suppl 1):S29–S40.

[10] Lafaille P, Benedetto A. Fillers: Contradictions, side effects and precautions. J Cutan Aesthet Surg 2010;3:16–19.

[11] Ferneini EM, Ferneini AM. An overview of vascular adverse events associated with facial soft tissue fillers: Recognition, prevention, and treatment. J Oral Maxillofac Surg 2016;74:1630–1636.

[12] Dayan SH, Bassichis BA. Facial dermal fillers: Selection of appropriate products and techniques. Aesthet Surg J 2008;28:335–347.

[13] Sito G, Manzoni V, Sommariva R. Vascular complications after facial filler injection: A literature review and meta-analysis. J Clin Aesthet Dermatol 2019;12:E65–E72.

[14] Hwang CJ. Periorbital injectables: Understanding and avoiding complications. J Cutan Aesthet Surg 2016;9:73–79.

[15] De Boulle K, Heydenrych I. Patient factors influencing dermal filler complications: Prevention, assessment, and treatment. Clin Cos Investigat Derm 2015;8:205–214.

[16] Heydenrych I, Kapoor KM, De Boulle K, et al. A 10-point plan for avoiding hyaluronic acid dermal filler–related complications during facial aesthetic procedures and algorithms for management. Clin Cosmet Investig Dermatol 2018;11:603–611.

[17] Marwah M, Kulkarni A, Godse K, Abhyankar S, Patil S, Nadkarni N. Fat ful'fill'ment: A review of autologous fat grafting. J Cutan Aesthet Surg 2013;6:132–138.

[18] Urdiales-Gálvez F, Delgado NE, Figueiredo V, et al. Treatment of soft tissue filler complications: Expert consensus recommendations. Aesthetic Plast Surg 2018;42:498–510.

[19] Vedamurthy M. Beware what you inject: Complications of injectables—Dermal fillers. J Cutan Aesthet Surg 2018;11:60–66.

[20] Bailey SH, Cohen JL, Kenkel JM. Etiology, prevention, and treatment of dermal filler complications. Aesthet Surg J 2011;31:110–121.

[21] Calfee DP, Farr BM. Comparison of four antiseptic preparations for skin in the prevention of contamination of percutaneously drawn blood cultures: A randomized trial. J Clin Microbiol 2002;40:1660–1665.

[22] Day D. Counseling patients on facial volume replacement and adherence with posttreatment instructions. Patient Pref Adher 2010;4:273–281.

5

美学咨询和方案设计

ESTHETIC CONSULTATION AND
TREATMENT PLAN

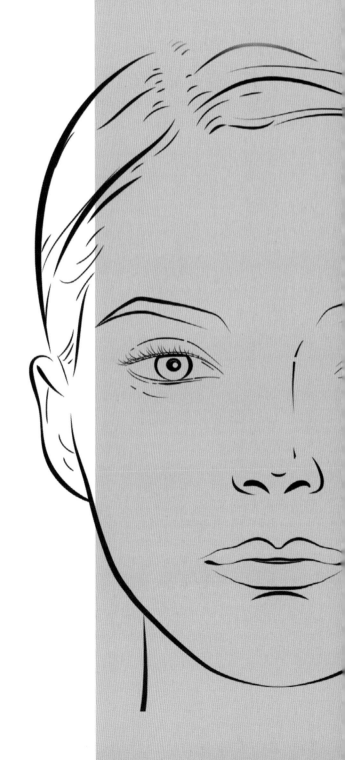

美学咨询是通过全面了解患者的就诊经历、评估面部基础，从而设计出适合患者的个性化治疗方案。对于医生而言，咨询的目的是明确患者的真正需要，并根据患者的治疗史等客观状况制订治疗方案。对患者而言，咨询的目的是使其充分了解医生所提供的治疗方案的安全性、有效性，并且帮助其评估自己是否能够承担相应费用。

对于医生而言，美容治疗成功的先决条件是避免对非适应证患者进行治疗。每个适应证选择不当的案例都能给医生留下终生难忘的回忆。因此，在最初的咨询中，临床医生必须坚守这个底线，对患者的评估需包括医学专业内容以及患者的心理状况。所谓理想的医疗美容患者，是指其对面部软组织填充治疗抱有正确的预期、具备良好的依从性、能够按时复诊，并且了解软组织填充的治疗过程[1-2]。

当确定患者具有面部填充治疗的适应证后，临床医生需在具体的临床操作之前详细告知患者治疗方案，包括影响治疗效果的相关因素、效果维持的时间，以及可能的不良事件。美学咨询不只针对新患者，也包括在诊所长期进行口腔治疗的患者。因为患者寻求面部年轻化治疗时的动机，可能与口腔治疗大相径庭。

患者**就诊病历表**

日期________________

姓名 ____________________ 出生日期__________ 年龄______

住址 ____

市 ____________________ 州 ______________ 邮编 ______________

联系电话 ______________________ ☐ 可接听电话 ☐ 可接收短信

请勾选出下表中曾经出现过的情况：

☐ 过敏反应	☐ 癫痫	☐ 曾进行过精神疾病治疗
☐ 焦虑	☐ 头痛	☐ 曾进行过放射治疗
☐ 关节炎/关节疾病	☐ 心脏疾病	☐ 近期体重下降
☐ 自身免疫性疾病	☐ 血友病/出血性疾病	☐ 呼吸系统疾病
☐ 背部疾病	☐ 肝炎/肝病	☐ 鼻窦疾病
☐ 血液疾病	☐ 高血压	☐ 曾患有脑卒中
☐ 癌症	☐ HIV病毒感染/艾滋病	☐ 颈部腺体肿大
☐ 药物依赖	☐ 体内植入关节假体	☐ 甲状腺疾病
☐ 循环系统疾病	☐ 红斑狼疮（光敏性疾病）	☐ 溃疡性疾病
☐ 抑郁症	☐ 体内植入起搏器	☐ 性病
☐ 糖尿病 ☐ 1型 ☐ 2型	☐ 前列腺疾病	
☐ 湿疹	☐ 皮肤感染史	☐ 持续性的皮肤感染
☐ 瘢痕疙瘩（体积较大的/明显的瘢痕）	☐ 皮肤淤青/凝血功能障碍	☐ 单纯疱疹病毒（HSV）感染
☐ 色素痣	☐ 皮肤愈合不良	☐ 脓疱病

请列举曾经接受的手术和美容治疗，包括具体的治疗时间：______________________

____

请列举近期正在服用的所有药物（包括阿司匹林和非甾体抗炎药）：______________

____

请详细描述您的过敏史：______________________

请按重要性对下列内容进行排序：

_____ 皱纹	_____ 痤疮/粉刺
_____ 鼻部和口周的细纹	_____ 瘢痕/痤疮瘢痕
_____ 皮肤质地	_____ 晒伤
_____ 肤色不均	_____ 其他 ______________
_____ 黑眼圈或眼袋	_____ 其他 ______________

图5-1 患者就诊病历表。

病史采集及皮肤状况评估

病史采集应包括患者的全身健康状况、皮肤的局部状况及相关疾病史（图5-1）。医生要完整了解患者的现病史和既往病史，如糖尿病、高血压、癌症、艾滋病、肝炎、自身免疫性疾病等；同时了解患者是否存在任何食物或药物的过敏史（如利多卡因和磺胺类药物），并请患者提供一份详细的目

您是否有晒日光浴或使用美黑霜的习惯？ □是 □否
如果有，您最近一次做上述事情是什么时候？ _____

您是否曾进行过皮肤磨削或化学换肤治疗？ □是 □否
如果有，您最近一次进行上述治疗是什么时候？ _____

您近期或曾经是否使用过维A酸？ □是 □否
如果是，开始使用的时间是 _____ 停止使用的时间是 _____

您近期或曾经是否使用过异维A酸（Accutane，Roche）？ □是 □否
如果是，开始使用的时间是 _____ 停止使用的时间是 _____

您近期是否正在使用抗生素？ □是 □否
如果是，请列举所用药物名称 _____

您近期是否出现过皮肤问题？ □是 □否
如果是，请进行详细说明 _____

您是否患有或曾患有白癜风（皮肤色素脱失）？ □是 □否
如果是，请详述治疗过程 _____

您是否曾患有过唇疱疹、口腔溃疡或其他疱疹性疾病？ □是 □否
如果是，请详述治疗过程 _____

您的皮肤上是否存在瘢痕疙瘩（大范围异常增生的瘢痕）？ □是 □否

您是否有吸烟史？ □是 □否
如果是，每天吸烟多少包？ _____ 吸烟史多少年？ _____

您是否有饮酒史？ □是 □否

您是否正处于妊娠期或备孕期？ □是 □否

您是否正处于哺乳期？ □是 □否

　　请理解我们的临床操作仅限于美容治疗。您已知晓并认可我们不会对您进行恶性肿瘤（癌症）或非美容性皮肤疾病的检查或治疗。鉴于皮肤癌是一种极其严重（甚至致命）的疾病，如果您担心自身可能存在皮肤病或皮肤癌，请立即至皮肤科就诊、治疗并定期复诊。

　　您已阅读并完全理解上述内容，则请在下方签署您的姓名。

患者签名：_____ 日期：_____

图5-1（续）

前用药清单。如果拟治疗区域存在如湿疹、瘢痕疙瘩、色素痣、皮肤感染、淤青、出血性疾病和皮肤愈合不良等问题，或存在单纯疱疹病毒（HSV）感染或脓疱病等感染性问题，则该区域此刻不适合进行相关皮肤治疗。

　　病史采集还应涵盖下述美学问题，如患者皮肤创伤后的恢复特点（如伤后是否存在色素沉着）、日晒程度和防晒习惯、脱毛习惯等，因为这些因素

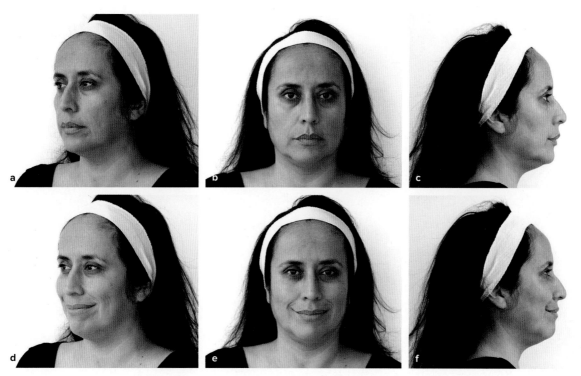

图5-2 治疗前后的照片是重要的病历资料，有助于临床医生跟踪患者的治疗效果，并能在法律纠纷中保护临床医生。（a~c）患者息止状态时的面部照片。（d~f）患者微笑状态时的面部照片。

均会影响治疗时机和填充剂产品类型的选择。此外，还应了解患者其他可能影响治疗的因素，包括皮肤癌、光敏性疾病和面部瘢痕等。

病史采集还应包含患者面部皮肤的特性，记录其是否存在色素痣、酒渣鼻或其他可能导致注射填充后出现并发症的皮肤异常状况。而在病史采集的同时应按照一定的标准集中拍摄患者治疗前的照片，因为这些照片可用于病情评估、医患交流，并作为法律纠纷时的证据[1-5]。为确保照片的清晰度和准确性，照片拍摄应在光线充足的房间里进行，避免使用闪光灯或放大镜。拍摄时嘱患者保持直立姿势，避免重力对面部皱纹和褶皱的影响。拍摄角度包括正面照和左右各45°的侧面照。此外，也需同时拍摄患者息止状态时和微笑状态时的面部照片（图5-2）。在治疗结束时和定期随访时，也要按照同样的标准进行拍照。

美学咨询

医疗美容治疗史

充分了解患者既往详细的医疗美容治疗史，有助于临床医生更好地了解患者的治疗动机以及心理预期，并评估潜在的治疗风险和需要警惕的方面（后续章节将详细介绍）。因此，尽可能详细记录患者既往所有医疗美容治疗的时间、治疗方式以及施治医生。具体的医疗美容治疗史包括但不限于如下内容[1-3]：

- 面部整形手术。
- 眼睑、眉毛、面部的埋线提升或手术提升。
- 皮肤填充治疗、自体脂肪移植或肉毒毒素注射治疗。
- 皮肤治疗：
  - 局部外用化学药物

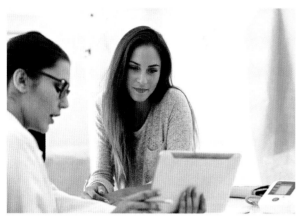

图5-3　面诊过程中，临床医生应充分了解患者的治疗动机，判断是否存在不切实际的期望。

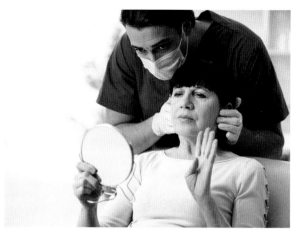

图5-4　面诊过程中，请患者手持镜子指出他们所关注的面部问题。

　　-皮肤微磨削

　　-化学换肤

　　-激光换肤

　　-皮肤美塑疗法（微针治疗）

　• 非剥脱性激光、脉冲激光或射频治疗。

　　在患者曾经进行过的医疗美容治疗中，临床医生要了解患者满意以及不满意的治疗项目分别是什么，以及相应的原因；并回顾其接受上述治疗时是否出现过不良反应。因为这些信息有助于临床医生更好地了解患者的治疗动机和心理预期[1]。

需警惕的病史

　　临床医生必须判断患者是否对美容治疗抱有不切实际的期望，或者已经接受了一次或多次他们认为不满意的美容治疗。这样的病史提示临床医生需要进一步评估该患者的精神和心理状况，以避免进行不必要的治疗，并提高患者对美容治疗的满意度[1]。

　　建议临床医生制订一份患者的筛选标准，避免接诊有明显心理或情绪问题的患者，如躯体变形障碍、人格障碍或整形成瘾[1-2]（图5-3）。在整个咨询过程中，临床医生还需注意患者的肢体语言，留意他们的措辞、治疗动机以及对治疗的顾虑[1]。详细记录既往史、饮酒史、吸烟史、用药史以及睡眠状况等。

　　作为患者筛选的一部分，临床医生还需进行一项专门的面部美学评估：嘱患者面对镜子，用手指指出期望调整的部位和区域（图5-4），并将上述部位和区域的情况（是否存在特殊或异常的情况）详细记录在病历中。

社交背景

　　正如大多数口腔医生所知，部分患者往往是因为近期即将参加某项重要社交活动，故对面部外形提出改善需求。因此，采集病史时也应详细记录此项内容，并记录具体的社交类型，如举办婚礼、家庭聚会或对患者本人重要的事件，从而针对其设计个性化的治疗方案和治疗后恢复方案，帮助患者及时康复。

美学评估

　　相较于到皮肤科或美容院就诊的患者而言，在口腔诊所寻求医美治疗的患者往往缺少医美方面的知识。因此，建议口腔医生在开始对患者进行初步

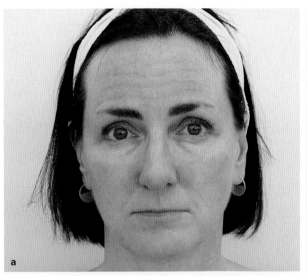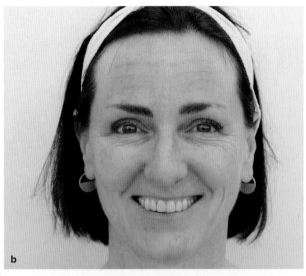

图5-5 静态性皱纹和动态性皱纹。（a）静态性皱纹是由重力作用、脂肪和胶原蛋白等组织的流失以及皮肤弹性的丧失等增龄性原因引起的，并且无论面部肌肉是否运动，此类皱纹均可见。因此，借助皮肤填充剂补充面部缺失的组织并刺激机体产生新的胶原蛋白，方可有效抚平此类皱纹。（b）动态性皱纹常指额纹、眼周的鱼尾纹以及眉间纹等伴有面部特定表情而出现的纹路，是表情肌重复运动的结果，因此采用皮肤填充治疗此类皱纹的效果较差。相反，借助肉毒毒素通过暂时性麻痹特定肌群的运动能力，可以减少此类皱纹的产生，达到理想的治疗效果。

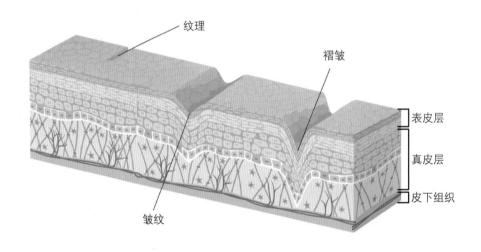

图5-6 根据面部衰老累及的皮肤深度（位于皮内还是皮下层），面部的增龄性改变包含很多类型。皮肤不同的凹陷程度可以分别描述为纹理、皱纹和褶皱。纹理仅涉及表皮层的凹陷，不涉及皮肤的真皮层。皱纹则由表皮层延伸到了真皮层。随着年龄增长，皮肤凹陷进一步加深至真皮层并接近皮下组织时，就形成了皮肤的褶皱。影响皮肤凹陷深度的因素包括皮肤质地、皮下的脂肪含量、皮肤的含水量及胶原蛋白和弹性纤维的分布范围与比例，以及结缔组织和组织间质的生化改变。

的美学评估之前，先向患者简要介绍静态性皱纹和动态性皱纹（图5-5）的区别，以及皱纹和褶皱的区别（图5-6）。

在面部的美学分析过程中，患者和临床医生应针对所拍摄的标准化照片进行共同分析。首先请患者按由上1/3到下1/3的顺序分别指出其认为影响面部年轻化的问题。面上1/3指发际线到眉毛，面中1/3指眉毛到鼻尖、面下1/3为鼻尖到颏部的范围。

皮肤美容填充**治疗方案表**

姓名 _____ 病案号 _____

过敏史 _____ 日期 _____

评分	特征
4	极重度：极长且极深的皱纹；皱纹十分影响面部美观；拉紧皮肤后仍有2~4mm深的皱纹；皮肤填充治疗后效果有限
3	重度：长且深的皱纹；皱纹相较于整体面部十分明显；拉紧皮肤后皱纹深度<2mm，皮肤填充治疗效果显著
2	中度：中等深度的皮肤皱纹；面部静止状态时可见皱纹，拉紧皮肤后皱纹消失；皮肤填充治疗效果理想
1	轻度：表浅但可见的皮肤皱纹，皮肤表面轻微的凹痕；皱纹相较于整体面部并不明显；皮肤填充治疗略有改善
0	无：无肉眼可见的皮肤皱纹；皮肤纹路连续、顺滑

☐ 富血小板血浆（PRP）　　☐ Bellafill　　　　　　☐ Sculptra Aesthetic
☐ Juvéderm Ultra XC　　　☐ Restylane L　　　　☐ Belotero Balance
☐ Juvéderm Ultra Plus XC　☐ Revanessa Versa　　☐ Teosyal RHA 2
☐ Juvéderm Voluma　　　　☐ Restylane Lyft　　　☐ Teosyal RHA 3
☐ Juvéderm Vollure XC　　☐ Restylane Silk　　　☐ Teosyal RHA 4
☐ Juvéderm Volbella XC　　☐ Restylane Refyne
☐ Radiesse　　　　　　　　☐ Restylane Defyne

填充治疗区域		皱纹严重度评分	治疗说明	填充剂型号	预估填充剂量
鼻唇沟					
木偶纹					
颊唇沟					
下颊区					
颧骨区					
眉间纹					
瘢痕					
口周皱纹					
泪沟					
唇部					
	唇红缘				
	上唇				
	下唇				
	人中				
其他部位					

图5-7 皮肤美容填充治疗方案表。

临床医生或助理需将患者指出的每个问题详细记录在皮肤美容填充治疗方案表的皱纹分析部分（图5-7）。

大多数人都没有意识到，随着年龄的增长，面部的不对称性会愈发明显。而这些变化涉及整个面部，并以面中1/3以及面下1/3——从眉毛到鼻尖以及从鼻尖到颏部的变化最典型[1]。在面部分析时必须指出患者面部不对称的区域，从而避免患者误认为其面部的不对称是由软组织填充治疗不当所引起的。

治疗日期	粘贴填充剂批号标签	填充区域和治疗说明
		☐ 鼻唇沟　☐ 颧骨区　☐ 唇红缘 ☐ 木偶纹　☐ 眉间纹　☐ 上唇 ☐ 颏唇沟　☐ 口周皱纹　☐ 下唇 ☐ 下颏区　☐ 泪沟　☐ 人中 治疗说明：
		☐ 鼻唇沟　☐ 颧骨区　☐ 唇红缘 ☐ 木偶纹　☐ 眉间纹　☐ 上唇 ☐ 颏唇沟　☐ 口周皱纹　☐ 下唇 ☐ 下颏区　☐ 泪沟　☐ 人中 治疗说明：
		☐ 鼻唇沟　☐ 颧骨区　☐ 唇红缘 ☐ 木偶纹　☐ 眉间纹　☐ 上唇 ☐ 颏唇沟　☐ 口周皱纹　☐ 下唇 ☐ 下颏区　☐ 泪沟　☐ 人中 治疗说明：
		☐ 鼻唇沟　☐ 颧骨区　☐ 唇红缘 ☐ 木偶纹　☐ 眉间纹　☐ 上唇 ☐ 颏唇沟　☐ 口周皱纹　☐ 下唇 ☐ 下颏区　☐ 泪沟　☐ 人中 治疗说明：
		☐ 鼻唇沟　☐ 颧骨区　☐ 唇红缘 ☐ 木偶纹　☐ 眉间纹　☐ 上唇 ☐ 颏唇沟　☐ 口周皱纹　☐ 下唇 ☐ 下颏区　☐ 泪沟　☐ 人中 治疗说明：
		☐ 鼻唇沟　☐ 颧骨区　☐ 唇红缘 ☐ 木偶纹　☐ 眉间纹　☐ 上唇 ☐ 颏唇沟　☐ 口周皱纹　☐ 下唇 ☐ 下颏区　☐ 泪沟　☐ 人中 治疗说明：

图5-7（续）

临床医生的首要任务是使患者与其在治疗意见方面达成一致，并帮助患者客观认识治疗能够产生的临床效果。此时可以借助一些评估工具使沟通过程更加形象化。注5-1列举了面部皮肤填充治疗的禁忌证。

注5-1 面部皮肤填充治疗的禁忌证

- 有明确的过敏史
- 正处于严重的过敏期
- 对皮肤填充产品敏感或曾有过敏史
- 6个月内使用过异维A酸（Accutane，Roche）
- 局部皮肤萎缩
- 伤口愈合能力较差
- 治疗区域存在皮肤病
- 系统性疾病尚未有效控制
- 治疗区域存在感染
- 皮肤上有增生性瘢痕或瘢痕疙瘩
- 患有出血性疾病
- 处于孕期或哺乳期
- 患有躯体变形障碍
- 对治疗抱有不切实际的期望

表5-1 皱纹严重程度分级评分表（WSRS）

等级	严重程度
1级	没有明显的鼻唇沟，皮肤呈现连续的线条纹理
2级	较浅但可见的鼻唇沟，皮肤有轻微折痕
3级	中等深度的鼻唇沟，社交距离可见
4级	较长且较深的鼻唇沟，十分明显。拉紧皮肤后仍有＜2mm的褶皱
5级	长且深的鼻唇沟。拉紧皮肤后仍有2~4mm深的V形褶皱

皱纹评估

目前临床中尚无统一的客观评估面部皱纹严重程度的方法，因此仍采用主观评估方式。其中，最著名的评估方式是皱纹严重程度分级评分表（Wrinkle severity rating scale，WSRS），该评分方式已在多项研究中得到验证，并被FDA推荐常规应用于新型皮肤填充剂的临床试验中（表5-1）[6-7]。然而，由于WSRS只涉及鼻唇沟，因此对临床医生的参考价值十分有限。

简化皱纹评估表

表5-2的简化皱纹评估表（SWAT）是一种简单的临床评估工具，仍以主观评估为主，适合医美初学者使用。随着经验的积累，临床医生可使用此表调整自己的临床判断。此评估表的设计初衷旨在增强临床医生的信心，借助此量表，有助于医生和患者客观了解治疗前后皱纹的改善程度，并积累临床经验。

表5-2 简化皱纹评估表（SWAT）

评分	级别	特征
4	极重度	极长且极深的皱纹；皱纹十分影响面部美观；拉紧皮肤后仍有2~4mm深的皱纹；皮肤填充治疗后效果有限
3	重度	长且深的皱纹；皱纹相较于整体面部十分明显；拉紧皮肤后皱纹深度少于2mm，皮肤填充治疗效果显著
2	中度	中等深度的皮肤皱纹；面部静止状态时可见皱纹，拉紧皮肤后皱纹消失；皮肤填充治疗效果理想
1	轻度	表浅但可见的皮肤皱纹，皮肤表面轻微的凹痕；皱纹相较于整体面部并不明显；皮肤填充治疗略有改善
0	无	无肉眼可见的皮肤皱纹；皮肤纹路连续、顺滑

SWAT是一个5分制的量表，在治疗前后均可使用，可用于分类评估面部最早和最突出的3个衰老特征，数字越大代表衰老程度越严重。这3个特征是木偶纹、鼻唇沟和颏唇沟（图5-8~图

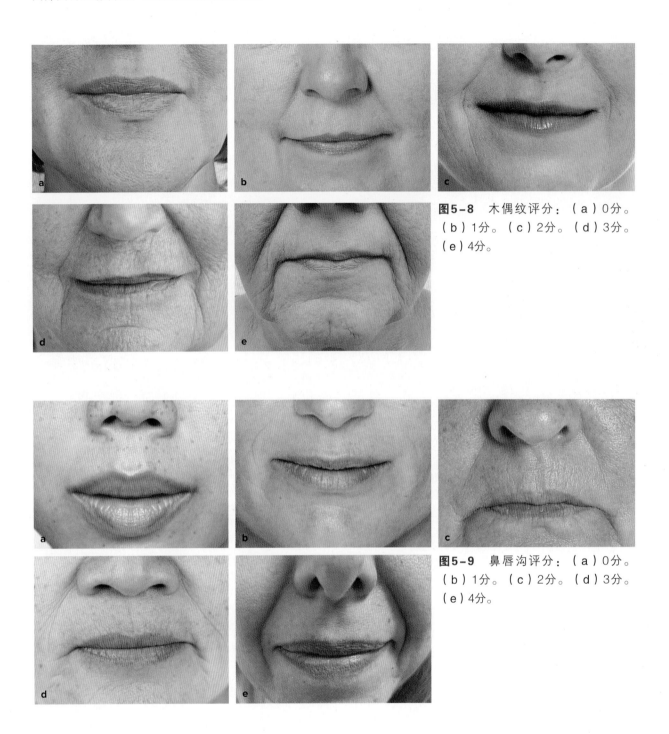

图5-8 木偶纹评分：（a）0分。
（b）1分。（c）2分。（d）3分。
（e）4分。

图5-9 鼻唇沟评分：（a）0分。
（b）1分。（c）2分。（d）3分。
（e）4分。

5-10）。该量表需与患者照片配合使用，便于评估患者术前、术后的皱纹改善情况。

在使用SWAT时，临床医生首先向患者展示示例照片，明确照片选择的标准后，嘱患者选择与自己皱纹程度最接近的照片并从鼻唇沟开始进行评估。在评估时，如果医生与患者的意见一致，则将结果记录在病历中；如果医患双方意见不同，则请

患者对自己的想法和意见做进一步的解释说明。此时，则需提高警惕，因为医患双方的意见不一致在未来可能成为潜在的医疗风险。随后，按照相同的方法评估木偶纹和颏唇沟。医生与患者对皱纹的分布区域、严重程度和治疗效果进行讨论时，应开诚布公和畅所欲言，这样医生可以进一步了解患者的就诊目标、期望和动机。

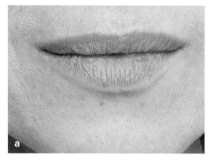
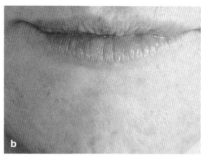
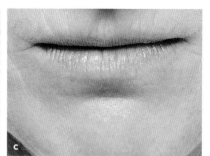
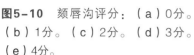
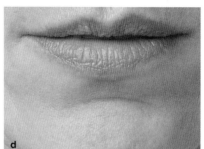
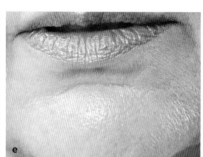

图5-10 颏唇沟评分：（a）0分。（b）1分。（c）2分。（d）3分。（e）4分。

强烈建议面部填充治疗经验不足的初学者先从治疗鼻唇沟、木偶纹以及颏唇沟开始进行初期的尝试。该部分内容将在第8章"绿灯治疗——初级治疗操作"中详细介绍。在掌握了基本的注射技巧——正确的注射角度、注射层次、每个区域的注射剂量、避免出现包块和凹凸不平的方式，并亲身体验了各种皮肤填充剂产品的特性之后，临床医生就可以进行"黄灯治疗——中级治疗操作"（第9章）和"红灯治疗——高级治疗操作"（第10章）了。

美学治疗方案设计

临床医生可根据患者的病史以及美容就诊经历，为患者制订个性化治疗方案。治疗方案得到患者的认可后，医生则需要根据不同的治疗区域选择合适的皮肤填充剂并确定填充剂的用量。在确定皮肤填充剂的产品种类时，医生需要考虑患者的过敏史以及美容填充史，避免使用不恰当的产品。需要注意的是，对于很多患者来说，治疗费用也是皮肤填充剂产品选择的一个重要考量，因为治疗费用是影响患者复诊和再次治疗的重要因素。

指导、副作用和知情同意书

术前准备与指导

填充治疗前的准备工作对治疗的效果起着关键作用。嘱患者在治疗前1周停止使用阿司匹林、非甾体抗炎药以及具有抗凝血作用的维生素或中药制品（如维生素E和贯叶连翘等）[2]。任何有唇部或面部单纯疱疹或带状疱疹病史的患者，应在治疗前48小时开始预防性使用抗病毒药物，并持续用药至治疗后72小时[1-2]。同时，患者在治疗前2天切勿饮酒。

术后即刻护理

填充治疗后，治疗区域可能出现肿胀和淤青。为减轻上述症状，建议在治疗后立即冰敷治疗区域，每隔2小时冰敷10～15分钟。治疗后1～3天术区肿胀会逐渐消退；淤青则会在治疗后7～10天逐渐消退。在治疗后1周，嘱患者避免所有可能引起面部潮红的因素，如靠近热源、饮酒、剧烈运动或日晒。还应嘱患者在治疗后24小时或术后肿胀期内，避免将治疗部位暴露在阳光、高温和紫外线

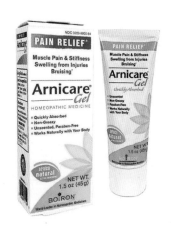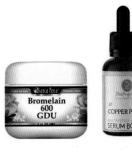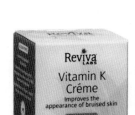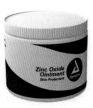

图5-11 建议患者治疗后使用减轻肿胀和淤青的药物及产品。

下。对于肿胀严重和术后不适的患者，可口服对乙酰氨基酚缓解症状，并嘱其夜间睡眠时抬高头部，从而减轻肿胀。但是，不可过度压迫填充区域，避免影响填充治疗的效果。

既往皮肤填充后肿胀严重的患者，建议其在治疗当天服用非处方抗组胺药。下述几种非处方药物可以有效减轻术后肿胀和淤青并促进恢复，术后可放心服用，如山金车、菠萝蛋白酶、铜肽、维生素A、维生素C、维生素K和锌制剂（图5-11）。

随访

制订治疗计划时，医生需要预估填充治疗可维持的时间。决定维持时间的主要因素是填充剂的种类，但也需要兼顾每个患者的个人状况（如患者的新陈代谢情况、治疗区域的肌肉运动状况、患者对治疗的依从性等）。临床医生随着治疗经验的不断累积将能够更准确地预估填充治疗的体内维持时间。但对于经验不足的初学者，建议参考各个填充剂的产品说明书（见第3章）。临床中许多医生建议患者初次进行皮肤填充治疗时先尝试短效填充剂产品，对治疗效果满意后，再改用长效或永久性产品[2]。

虽然皮肤填充治疗的维持时间受多种因素影响，但在填充即刻便可以明确观察到疗效。建议临床医生在治疗后约1个月时嘱患者复诊并进行评估，详细记录患者面部皱纹和皮肤褶皱的改善情况，并记录并发症（如红斑、肿胀、触痛或淤青等）的详细情况。此后，嘱患者定期复诊，监测填充剂的体内维持时间，便于及时进行再次治疗，从而能够为患者提供最安全、最方便和最经济的面部美容效果。

副作用及并发症

皮肤填充剂通常具有良好的组织相容性，并发症较少，大多数的并发症与临床操作或麻醉过程有关，常发生于治疗过程中或治疗后即刻。常见的即刻并发症包括疼痛、压痛、淤青、肿胀、结节、局部凹凸不平以及皮肤感染等[3]。上述症状通常较轻微，范围也较为局限，一般于术后14天内逐渐消失。严重的早期并发症包括神经损伤、血管损伤、视网膜动脉栓塞引起的失明等，这些并发症在临床上极为少见，常常与注射方式不当有关，可通过改善注射方式避免其发生[3]。

晚期和延迟发生的副作用包括水肿、色素沉着、丁达尔效应、慢性感染、局部脓肿或结节、异物肉芽肿，甚至是组织坏死。本书第4章已详细介绍了皮肤填充治疗的潜在不良反应和并发症，以及避免和处理其发生的技巧。

由于面部美容治疗的特殊性，患者通常对治疗结果抱有较大的期望，而忽视可能出现的风险。

皮肤美容填充治疗知情同意书

本人_____完全理解并接受我将使用_____填充剂进行下述区域的皮肤美容填充治疗：_____。

治疗所使用的皮肤填充剂是获得FDA批准的，可用于中重度口鼻周围皱纹的美容填充治疗。我已了解并知晓此项治疗的效果是暂时的，且需要于治疗后6个月再次进行治疗。此外，医生已告知我其他短效填充剂以及永久填充剂的治疗方案。

进行皮肤美容填充治疗时，可能面临如下风险及并发症：

1. **风险**：我理解在注射部位可能会出现淤青、红肿、疼痛、压痛、瘙痒和过敏反应，皮肤表面可能出现轻微隆起（结节）的风险。这些症状通常很轻微，一般会持续数天，但也可能持续数月。但不排除极个别情况下，淤青可能持续数月或无法消失。
2. **感染**：治疗后可能出现细菌、病毒或真菌感染。通常这些感染易于治愈，但极少数患者可能在感染区域遗留永久性瘢痕。
3. **疗效**：治疗效果可以维持4～6个月，或长达1年。
4. **治疗方案**：我已了解可能需要通过多次填充治疗才能达到满意的效果。
5. **过敏反应**：极少数患者可能会对皮肤填充剂产生过敏反应。
6. **不排除遗留瘢痕的可能性。**
7. 为确保治疗效果，我将严格遵守术后护理要点以及注意事项。

由于医生在进行面部皮肤美容填充治疗中无法做到完全精确，故而不排除术后出现局部不平整的可能性。在大多数情况下，通常可以通过局部再次填充少量皮肤填充剂矫正上述问题。但不排除某些区域的不平整可能会持续数周甚至数月的可能性。

因为任何药物或治疗操作都可能出现未知的意外或并发症，故不能排除出现此知情同意书未提及的状况和风险。

孕妇和哺乳期女性不能进行皮肤美容填充治疗。

治疗方案中涉及的填充剂用量是术前预估的剂量。我理解实际的治疗效果不一定能完全满足个人需求，且后续所有填充治疗均按标准进行收费。

我理解并接受所有治疗费用均由我个人承担，并且承担必要情况时产生的合理法律诉讼等费用。我已阅读上述内容，自愿接受治疗并承担可能出现的风险。我同意在知情同意的前提下进行此次以及后续的皮肤美容填充治疗，并在此免除本机构、注射医生等与本次治疗相关的法律责任。

患者签名：_____ 日期：_____

图5-12 知情同意书。

因此，临床医生必须坦诚和详细地告诉患者治疗的效果以及可能出现的并发症，并鼓励患者尽可能地提出自己的问题和担忧。对于任何可能出现的并发症，即使这些并发症很常见或能快速消退，但由于大多数患者会对自己的面部外观十分关注，对并发症和副作用依旧常常感到不安，也难以接受。

知情同意书

知情同意书体现了患者能够理解和承担如下内容：充分了解即将接受的医疗操作的意义、其可能面临的风险、其自愿接受该项治疗（图5-12）。患者一旦签署知情同意书则表示其已认识到治疗可以带来的好处，认识并接受该治疗的风险和可能的并发症。在知情同意书中应清楚描述所有可能的风险和并发症，无论其发生率是否极低，临床上是否罕见。

结论

美学咨询和方案设计是美容治疗成功的基础。医生和患者之间的信息共享会增强双方相互的信任度，以满足患者的审美目标和期望。咨询和设计的过程能确保患者了解医生使用的产品类型、用量以及费用。最后请医生注意，成功的临床治疗不仅在于医生高超的临床操作技能，还与性价比、舒适性、安全性、便捷性和患者满意度等因素相关。

参考文献

[1] Brennan C. The art of the consultation experience. Plast Surg Nurs 2018;38:25–30.

[2] Day D. Counseling patients on facial volume replacement and adherence with posttreatment instructions. Patient Pref Adher 2010;4:273–281.

[3] Urdiales-Gálvez F, Delgado NE, Figueiredo V, et al. Treatment of soft tissue filler complications: Expert consensus recommendations. Aesthetic Plast Surg 2018;42:498–510.

[4] Heydenrych I, Kapoor KM, De Boulle K, et al. A 10-point plan for avoiding hyaluronic acid dermal filler–related complications during facial aesthetic procedures and algorithms for management. Clin Cosmet Investig Dermatol 2018;11:603–611.

[5] Urdiales-Gálvez F, Delgado NE, Figueiredo V, et al. Preventing the complications associated with the use of dermal fillers in facial aesthetic procedures: An expert group consensus report. Aesthetic Plast Surg 2017;41:667–677.

[6] Narins RS, Brandt F, Leyden J, Lorenc ZP, Rubin M, Smith S. A randomized, double-blind, multicenter comparison of the efficacy and tolerability of Restylane versus Zyplast for the correction of nasolabial folds. Dermatol Surg 2003;29:588–595.

[7] Day DJ, Littler CM, Swift RW, Gottlieb S. The wrinkle severity rating scale: A validation study. Am J Clin Dermatol 2004;5:49–52.

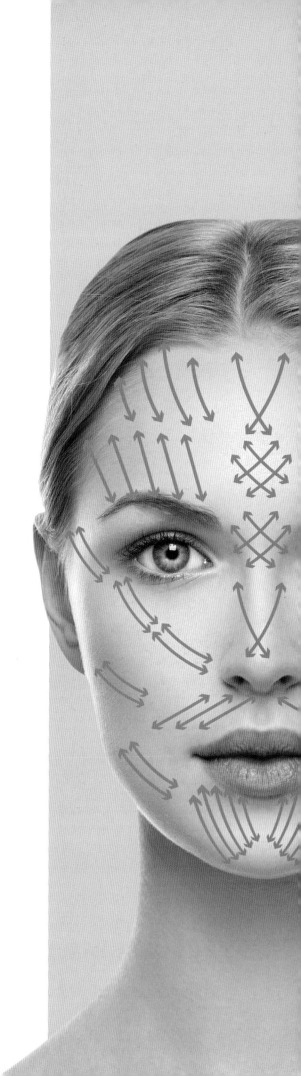

6

皮肤微针治疗
DERMAL MICRONEEDLING

皮肤填充治疗和微针治疗是互补的美容治疗：皮肤填充治疗主要针对特定的增龄性皱纹和组织容量缺失，而微针治疗则能有效改善面部的紧致程度和弹性。尽管微针治疗在美容治疗中是一种相对较新的治疗手段，但它已成为一种备受欢迎的面部年轻化治疗手段，并逐步取代如激光换肤和深度化学换肤等有创性治疗方法。

微针治疗，也称为胶原蛋白诱导疗法，是在面部皮肤的表层形成数百个肉眼不可见的微小穿刺孔。这些微损伤会刺激机体的自愈过程，诱导细胞更新以及产生新的胶原蛋白和弹力蛋白。此外，微针穿刺治疗后立即涂抹含有富血小板血浆（PRP）或透明质酸（HA）的制剂于皮肤表面，营养物质会进入微小的穿刺孔，从而进一步促进皮肤年轻化。

第一款有记载的微针设备是由德国皮肤科医生Ernst Kromayer发明的，他于1905年首次使用它来治疗瘢痕、胎记和色素沉着。更恰当地说，它是源于"牙科器械中的旋转工具"[1]。如今，微针已用于治疗诸多美容问题，包括色素沉着、瘢痕、皱纹、紫外线损伤、妊娠纹和脱发等。

本章主要介绍了皮肤微针治疗的作用机制、临床应用、微针设备的选择、治疗过程、副作用和并发症。

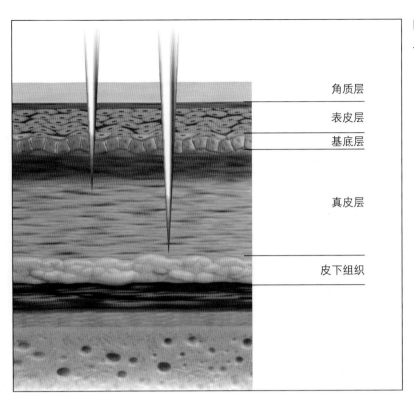

图6-1 微针滚轮上的每根穿刺针可刺入皮肤1.5～2mm并进入真皮层。

角质层

表皮层

基底层

真皮层

皮下组织

作用机制

微损伤和伤口愈合

由创伤或手术引起的伤口会经历经典伤口愈合周期的4个生物学阶段：止血期、炎症期、增殖期和成熟期。根据伤口的严重程度和类型，这个过程可能需要长达1年的时间，并且通常以瘢痕的形成结束。微针是一种非剥脱性治疗，通过对皮肤造成微损伤，从而激发体内产生迷你版的经典伤口愈合过程。

当操作正确时，微针可在每平方厘米的面部皮肤上形成约200个穿刺孔。微针可刺入皮肤1.5～2mm至真皮层（图6-1）；在这个进针深度下，微针能够完全穿透表皮层，但不会破坏表皮层的结构。虽然表皮层只有约0.2mm厚，但它是人体免受外界环境影响的唯一保护。因此，表皮层，特别是角质层，必须保持完整。

由于针尖刺破皮肤的时间只有几分之一秒，而且只有毛细血管可能被刺穿，因此皮肤几乎不会出血（图6-2a）。尽管如此，这种短暂的创伤也会引起轻度的炎症反应，这可能是由于肥大细胞释放组胺所致。研究人员认为，微针在每重复一次滚轮运动时，因刺破皮肤而产生的微通道中的细胞就会重新做出反应，使它们暂时处于激活状态。这就导致损伤区域的表皮细胞和内皮细胞的更新作用增强，随后增强促进愈合的生长因子的基因表达[2]。

在治疗过程中，炎症期（图6-2b）即开始出现，其临床表现为红斑并在4～6小时后达到高峰，通常不超过48小时。增殖期在微针治疗后立即开始，约2个月后达到高峰（图6-2c）。在增殖期中，新生的Ⅲ型胶原纤维会整合到原有的皮肤基质中，其过程不会发生组织纤维化。微针治疗后3～4周，皮肤会出现明显的改善。然而，胶原蛋白的成熟和转化为Ⅰ型胶原蛋白仍需要时间，并且愈合后也不会形成瘢痕（图6-2d）。

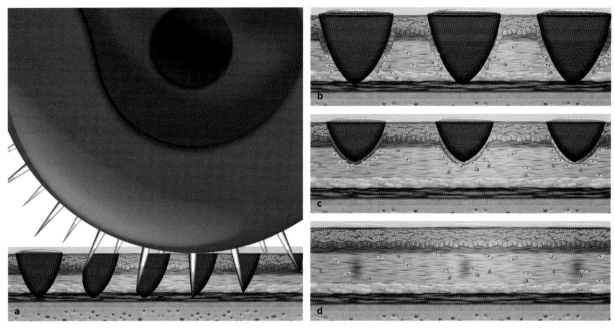

图6-2 伤口愈合周期的4个生物学阶段。（a）止血期：微针穿透表皮，使血管破裂并引发血小板的释放，形成血块并止血。（b）炎症期：在血管扩张过程中，白细胞进入微小的伤口以促进炎症的产生。中性粒细胞和成纤维细胞迁移到该区域以清除细菌及其他碎片。（c）增殖期：愈合开始于肉芽组织（由成纤维细胞、炎症细胞、新生血管和胶原蛋白组成），肉芽组织在每个伤口的表面生长，闭合并保护伤口。（d）成熟期：随着组织重塑的继续，后续的胶原蛋白产生会增加皮肤的强度和弹性。但是，由于伤口很表浅，因此不会形成瘢痕。

临床应用

皱纹

　　从20岁左右开始，皮肤每年缺失约1%的胶原蛋白，产生的弹性蛋白也逐渐减少，形成糖胺聚糖的细胞也会变得更少。随着年龄增长，皮肤会变得更薄、更脆弱（图6-3）。换句话说，即使皮肤不受紫外线（UV）或其他损伤的影响，皱纹的形成也是不可避免的。

　　多项研究表明，通过微针治疗可有效减少和抚平面部皱纹[3-5]。在一项研究中，在微针治疗后，口周的皱纹在WSRS上改善了2分[5]。另一项研究显示，在6个疗程治疗结束时，真皮层的胶原蛋白显著增加并逐渐累积[6]。

　　如前所述，与其他一些嫩肤疗法（如换肤和激光治疗）一样，微针的治疗原理是激活伤口的自然愈合反应。而重要的区别在于，其他方法会部分或

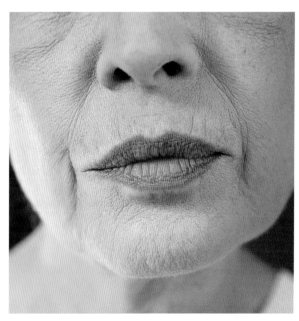

图6-3 面下1/3的皮肤通常是衰老迹象出现最早和最明显的区域。

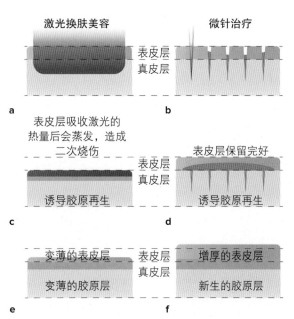

图6-4 CO$_2$激光换肤和微针治疗的长期效果对比。（a）激光产生的热量会大面积破坏表皮层。（b）使用微针时，穿刺产生的微通道在深入真皮层的同时保留了绝大部分的表皮层。微通道在治疗后数分钟内会自行闭合。（c）激光换肤需要较长的治疗间隔期，以等待皮肤表面的修复和愈合。（d）微针穿刺产生的微通道会在24小时内愈合并保持表皮层的完整。（e）激光造成的表皮层变薄和损伤不可逆，使皮肤对光线更敏感。胶原蛋白的再生可能需要长达6个月的时间。（f）微针治疗后，表皮层的密度增加，弹性增强。胶原蛋白再生的持续时间最长为2个月。

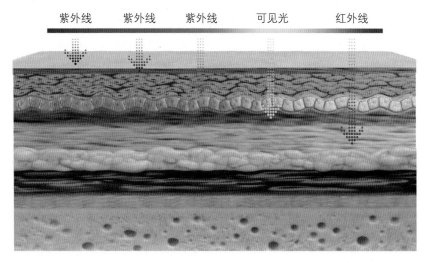

图6-5 当光线照射到皮肤表面时，通常不会造成永久性损伤。紫外线和高能量可见光线可穿透表皮层和真皮层，从而刺激产生更多的黑色素细胞。不同来源的光线可穿透皮肤的深度也不同。

完全破坏表皮层——使表皮层变薄，从而使细纹更早显现，而微针只是借助浅表性损伤，从而诱发炎症反应，但不会破坏表皮层（图6-4）。胶原蛋白纤维的重组以及产生更多新的胶原蛋白和弹性蛋白会使皮肤变得光滑而紧致。

色素沉着

紫外线（UVA和UVB）是阳光引起皮肤损伤的主要原因，但计算机、手机、电视和荧光灯发出的高能可见光也会增加皮肤衰老的风险。我们知道，胶原蛋白和弹性蛋白是使皮肤变得饱满、年轻的重要成分，但上述光源所产生的自由基会导致皮肤细胞产生分解胶原蛋白和弹性蛋白的酶（图6-5）。随着时间的推移，这种损害的表现为色素过度沉着、形成米色或棕色的"老年斑"和黄褐斑。微针通过刺激新的胶原蛋白和弹性蛋白的产生来抵消这些影响。这些新的皮肤细胞能分散聚集形成黑斑的黑色素细胞，从而淡化色斑并减少色素沉着。

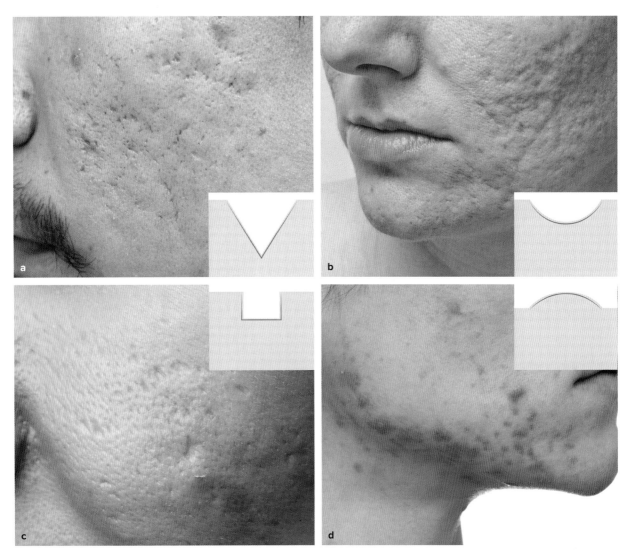

图6-6 萎缩性瘢痕和增生性瘢痕的结构差异。因为费用相对较低且侵入性较小，微针已成为一种广泛使用的治疗成人痤疮后瘢痕的方法。它在治疗车厢型瘢痕和滚压型瘢痕方面比治疗冰锥型瘢痕更有效。（a）冰锥型瘢痕。（b）滚压型瘢痕。（c）车厢型瘢痕。（d）增生性瘢痕。

瘢痕

瘢痕是在伤口愈合过程的最后阶段中Ⅰ型胶原蛋白过度表达的结果。根据过度表达的胶原蛋白量的不同，瘢痕会呈现出不同的物理特征（图6-6）。

萎缩性瘢痕表现为皮肤上的浅色或白色凹陷。这种类型的瘢痕通常与痤疮或水痘有关。萎缩性瘢痕根据其物理外观分为冰锥型、滚压型和车厢型。临床研究表明，相较于冰锥型瘢痕，微针疗法可以更有效地改善滚压型瘢痕和车厢型瘢痕的外观[7]。

增生性瘢痕呈红色，隆起于皮肤表面。此类瘢痕通常由烧伤或外伤引起。多项研究表明，微针对增生性瘢痕的外观改善程度与其他主流治疗方式（如点阵激光）的效果相当，但不良反应和并发症更少[8]。

目前，关于微针治疗痤疮瘢痕有效性的研究越来越多。据报道，在间隔2~4周连续进行3~5次微针治疗后，50%~70%的痤疮瘢痕均得到明显的临床改善[6,9]，上述结果在组织病理学研究中也得到证

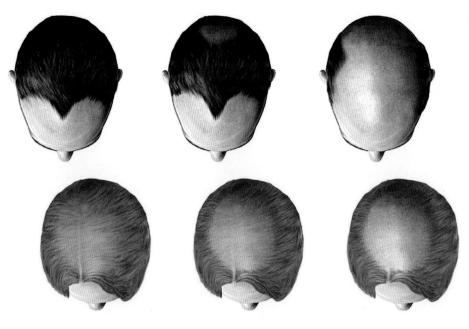

图6-7 受AGA影响的男性和女性脱发模式。

实[10]。微针不仅能刺激胶原蛋白的新生，还能破坏胶原纤维的沉积排列模式，从而改善了皮肤瘢痕的外观。

脱发

成人最常见的脱发类型是雄性激素性脱发（Androgenetic alopecia，AGA），也称为男性型脱发。这种脱发类型是头发毛囊逐渐缩小的生化过程的结果。人们普遍认为AGA受遗传影响，但遗传因素并不能影响所有人群，其具体的遗传影响机制尚不清楚。与传统观点相反，AGA对女性和男性都有影响，但临床表现略有不同（图6-7）。在男性中，太阳穴处的发际线会先发生后退，随后是头顶的头发脱落，最后是头顶中央区域的所有头发都会脱落。在女性中，脱发的范围更加分散，通常是头顶中央区域的脱发更为严重，但一般不会所有头发都脱落。

AGA的常规疗法是局部外用米诺地尔，这是一种钾通道阻滞剂，可通过舒张血管致使头发再生。这种既能防止脱发又能促进新头发生长的治疗

方式的有效性为30%～60%。已有研究发现，微针治疗可通过刺激干细胞和激活生长因子，进而刺激真皮乳头，从而诱导AGA成年患者的毛发再生。此外，各种研究表明，微针治疗后局部应用米诺地尔或PRP优于单独使用任何一种疗法[11-13]。一项研究表明，微针联合米诺地尔治疗12周后，平均头发数量从治疗前的226根增加到317根，而单独使用米诺地尔组从201根增加到218根[13]。8个月后，微针治疗组的所有患者都反馈说毛发再生的情况仍在持续。

微针设备的选择

在过去5年中，随着微针技术的普及，微针设备的供应商和类型在不断增加。这使选择合适的微针设备变得更加困难，建议大家可以参照以下的指导进行选择。

微针滚轮与微针笔

一些厂商和学者认为，微针笔在性能上优于微针滚轮。但根据本书笔者的临床经验，微针滚轮

比微针笔的治疗效率更高、临床效果更好。微针治疗是为了充分刺激胶原蛋白新生，应尽可能密集地穿刺皮肤[14]。使用滚轮在皮肤表面进行滚动时，针头以一定角度刺入皮肤，然后随着滚轮的转动进一步深入皮肤（图6-8）。随着滚轮的进一步滚动，针头以相反的方向退出，因此当针头滚入皮肤而后再滚出皮肤时，微通道反映了针头进出皮肤的路径。这个过程产生了直径约4个细胞大小的小孔，但这些细胞中大多只是被分隔开而不是被刺破。随着针孔变得越来越密集，针头就会滑入现有的针孔中，因此不存在过度治疗的风险[14]。而使用微针笔来产生同等密度的穿刺孔则会花费更多的时间和精力。

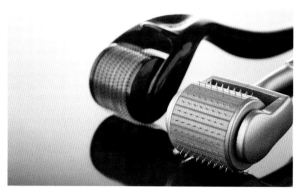

图6-8 本书笔者更喜欢微针滚轮而不是微针笔，因为滚轮在滚动操作产生的微通道数量更多、密度也更大，并且耗时更短。

医用微针与家用微针

互联网上宣传的大多数产品都是为一般消费者准备的家用微针。这些产品的差别在于滚轮上穿刺针的长度。如前所述，医用微针设备根据治疗目的不同，其针头长度范围为0.2~3mm。由于针头较长，非专业人士使用时可能存在较高的感染风险，且对适应证选择的要求较高，因此医用微针不适合一般消费者使用。而家用微针的针头长度仅为0.2~0.3mm。与常见的化妆品工具类似，由于厂商为尽量控制制造成本，导致家用微针的针头脱落率较高，或者多次使用后针筒可能会从手柄上脱落。因此，在进行微针治疗时，建议您选择针头由优质的医用钢或钛制成的、握持感舒适的、一次性使用的医用微针，同时也能够有效避免患者间的交叉感染。

针头数目和针头长度

微针滚轮有各种尺寸和形状，针头数目从单排24针到多排540针不等。微针行数的选择主要根据医生的个人喜好。但当治疗范围较小时，使用宽幅微针滚轮进行治疗对治疗的精细度要求会更高。然而，在选择微针型号时，最重要的考虑因素是针头的长度。如前所述，现有多种微针的针头长度可供选择，如图6-9所示，针对不同长度的针头进入皮肤的深度进行了详细的说明。对于一般的寻求面部

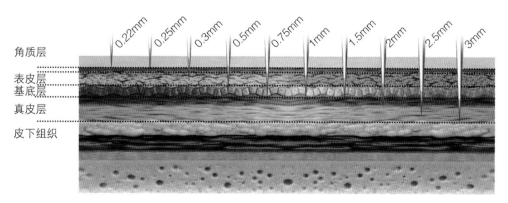

图6-9 根据治疗目的可选择不同针头长度的微针滚轮。带有1mm针头的微针滚轮可形成足够深的微孔，足以刺激胶原蛋白的新生，并避免对皮肤造成永久性损伤，因此对大多数患者均安全、有效。

抗衰老治疗的常规患者，应避免破坏其真皮层，故建议选择长度介于0.5～1.5mm的针头；当治疗脱发时，建议使用针头的长度介于0.2～0.3mm的滚轮；而治疗深层瘢痕组织时，可能需要使用较长的针头，但仍建议针头的长度不超过2mm。

局部外用生物材料

为了加强微针治疗后组织的再生效果，建议术后即刻局部使用PRP或HA，上述生物材料可通过微针产生的微通道进入皮肤的表皮层和真皮层。

富血小板血浆

许多口腔医生都对富血小板血浆（Platelet-rich plasma，PRP）十分熟悉，PRP最初是由Arun Garg博士和Robert Marx博士在20世纪90年代初首次研发的，用于改善植骨的效果及其他口腔外科的治疗。随后，它的使用领域迅速从口腔医学扩展到临床医学。如今，PRP及其众多衍生品已被大量应用于更多的领域[15]。全球PRP市场预计在未来5～10年内将增长到45亿美元[16]。

PRP通过刺激间充质干细胞和成纤维细胞的增殖发挥作用，这些细胞可分泌HA和Ⅰ型胶原蛋白。研究表明微针治疗后局部使用PRP可以改善皮肤质地、颜色均匀性、弹性和紧致程度[12]。微针联合使用PRP的成本低、创伤小且风险低，临床使用中为获得最佳效果，建议每次治疗间隔8～10周，重复治疗2～3次。

PRP是通过抽取患者的血液，离心并浓缩血液中丰富的生长因子而制备成的。该过程简单、便捷、耗时短，可在牙科椅旁进行。

透明质酸

透明质酸（Hyaluronic acid，HA）是皮肤的天然成分，也是皮肤保湿的主要成分。皮肤衰老的一个关键原因是表皮层HA的明显减少，导致组织脱水、萎缩以及弹性的逐渐丧失[17]。市面上销售的透明质酸通常为局部使用和进行皮肤填充治疗，过敏反应极少出现。微针治疗后局部外用HA可以有效补充皮肤的水分，改善细纹和皱纹。

麻醉

使用2mm或更短的针头进行微针治疗的疼痛很轻，并且该过程可以在表面麻醉后进行，这是其在患者中广泛流行、普及的两个关键因素[18]。而且，还有各种表面麻醉药膏可用于麻醉。然而，本书笔者习惯使用Lipoderm基剂（美国专业配制中心）中添加10%苯佐卡因、20%利多卡因、10%丁卡因和10%二甲亚砜（DMSO）的复合BLT表面麻醉配方。特别值得说明的是，DMSO的添加可有效增强组织的抗炎能力，还能够提高药物在皮肤中渗透扩散的速度和效果，且该复方表面麻醉剂可在任意药店中购买（图6-10）。临床使用中发现，大多数患者在表面麻醉后，进行微针治疗时无明显疼痛感[19]。

当需要使用长度超过2mm的针头进行治疗时，则需要根据情况选择最有效的麻醉方式，尤其是涉

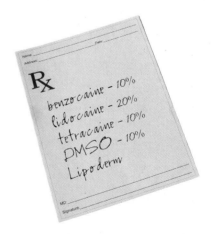

图6-10 由10%苯佐卡因、20%利多卡因、10%丁卡因和10%DMSO溶于Lipoderm基剂中组成的复方表面麻醉剂。添加DMSO有助于麻醉剂成分快速吸收、渗透进皮肤，并具有抗炎作用。

及如眉毛、鼻部和上唇周围等面部敏感区域时。对于口周和其他极其敏感的区域，必要时可以使用神经阻滞麻醉来减轻疼痛。

由于非甾体抗炎药（NSAID）具有凝血作用，治疗前应告知患者不要服用任何非甾体抗炎药。但是，建议患者在治疗前1小时口服止痛药。伐昔洛韦（Valtrex，GlaxoSmithKline）可作为曾因微针治疗而发生唇疱疹的患者的预防用药。

治疗过程

治疗前准备

治疗前，请确保患者已签署治疗知情同意书，并拍摄完整的术前照片。

首先，用发带或帽子将患者的头发向后固定。患者使用抗菌洗面奶彻底清洁面部，并用酒精擦拭消毒面部（不建议使用碘伏）。然后，在治疗区域涂抹表面麻醉药膏，麻醉药膏应避免进入眼睛。表面麻醉通常会在1分钟内快速起效，但仍需等待15分钟，使面部完全处于麻醉的状态，且麻醉状态可维持30~60分钟。涂抹麻醉药膏15分钟后，擦去麻醉药膏，再次清洁皮肤。

医生在治疗过程中和清洁针具时应注意保护眼睛，预防患者血液溅入污染眼睛。

微针治疗的操作方法

使用微针滚轮时，将其贴附在皮肤上，以特定的方式（垂直、水平或对角线）轻轻地来回滚动。例如，将滚轮放在额头自上向下再向上垂直来回滚动3~4次，随后将滚轮从皮肤上提起（来回滚动可能会留下痕迹），然后重复上述来回滚动的治疗过程进行其他邻近区域的操作。

如前所述，微针治疗的关键是形成尽可能多的微通道。为了避免漏填某个部位，应在治疗前将面部划分为几个区域，按顺序依次进行治疗。本书

笔者建议从前额区域按照顺时针方向依次进行分区治疗，从前额、左侧脸颊、颏部、右侧脸颊，最后进行鼻部和人中区域的操作治疗。建议每个区域按照同一滚动方向进行操作治疗，常见滚动方向如下（图6-11a）：

1. **垂直纵向滚动**：图6-11b和c。以垂直纵向滚动滚轮，从前额的右侧开始（面对患者时在临床医生的左侧），到前额左侧结束。完成前额后，在患者左侧脸颊上继续垂直滚动，然后移至颏部（图6-11d），最后进行右侧脸颊区域的操作治疗（图6-11e）。

2. **水平横向滚动**：图6-11f和g。从前额右侧开始以水平横向进行滚动治疗，到前额的左侧结束。完成前额后，在患者的左侧脸颊上继续进行水平横向滚动治疗，然后移动至颏部（图6-11h），最后进行右侧脸颊区域的操作（图6-11i）。

3. **对角线斜向滚动（从左到右）**：图6-11j。以对角线斜向进行滚动治疗，以临床医生面对患者的角度从左上到右下滚动微针。从患者前额的右上侧开始，到前额的左下侧结束（临床医生的右侧）。完成前额后，在患者左侧脸颊上继续斜向滚动，然后移至颏部，并以右侧脸颊区域结束操作（图6-11k）。

4. **对角线斜向滚动（从右到左）**：图6-11l。以对角线斜向的方式滚动微针。按临床医生面对患者的角度从右上到左下滚动微针。从患者前额的右上侧开始，到前额的左下侧结束。随后，在患者的左侧脸颊上继续斜向滚动微针，然后移至颏部（图6-11m），并以右侧脸颊区域结束操作。

5. **鼻部/人中区域**。本区域同样依次按垂直纵向、水平横向以及对角线斜向进行操作治疗。

对于较深的皱纹，可以在进行滚动治疗的同时，保持手指牵拉皮肤使皱纹舒展。并且，对这些深皱纹的区域要进行专门的操作治疗，以满足患者

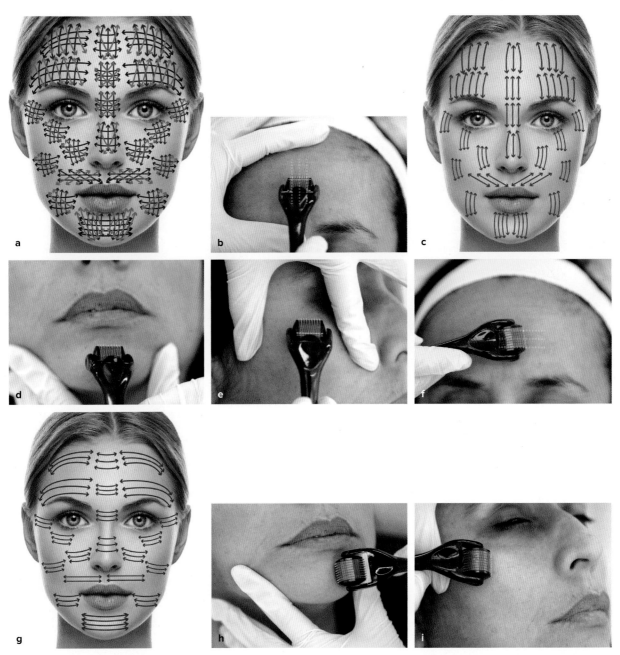

图6-11 （a）面部分别按垂直纵向、水平横向、从左到右和从右到左的对角线斜向滚动完成4次操作，随后治疗鼻部和人中区域。（b和c）从前额区域开始以垂直纵向上下滚动滚轮。（d）颏部的垂直纵向操作，注意此处进行短而轻的滚动。（e）在患者右侧脸颊进行垂直纵向操作。（f和g）进行下一个循环，使用短距离的水平横向方式滚动滚轮。（h）颏部的水平横向治疗。（i）右侧脸颊的水平横向治疗。

消除皱纹的期望。整个面部完成后，应沿远离面部中线的方向移动滚轮，再进行一次全面部操作以促进淋巴流动。同样，在治疗鼻部区域时，滚动治疗的方向也应远离鼻部。

治疗过程应有意控制滚轮的滚动速度并保持适中的压力。皮肤一旦受到较强的压力，就会促进组胺的释放，而组胺的释放通常会导致在治疗后出现持续数小时的皮肤泛红。此外，滚动滚轮时应避免

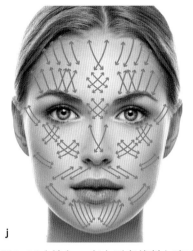
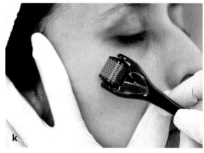
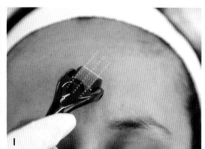
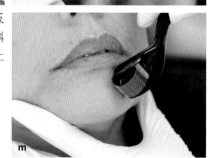

图6-11（续）　（j）对角线斜向滚动，滚轮从左上侧到右下侧滚动治疗，反之亦然。（k）右侧脸颊从左上侧到右下侧的对角线斜向治疗。（l）对角线斜向滚动，从前额开始滚轮从右上侧到左下侧斜向滚动治疗。（m）颏部的右上侧到左下侧的对角线斜向治疗。

大幅度的振动，否则将加重皮肤泛红的情况。

治疗后应使用生理盐水清洁皮肤表面渗出的血液，因为血痂会影响后续的营养物质进入穿刺所形成的微通道并影响皮肤愈合。在治疗过程中，医生可以根据需要及时清洁微针滚轮，但要避免损伤针尖。由于针刺所形成的微通道大约会在15分钟后闭合，因此在微针治疗结束后，应立即将外用生物材料（HA或PRP）应用于治疗区域。

治疗后的护理

虽然术后血清可能从皮肤渗出长达20分钟，皮肤的淤青可能也无法短时间内消退，但渗血会很快停止。治疗回家后，患者应温水清洗面部约20分钟，并轻轻按压和清洁治疗区域以清除残留物质，但为了避免污染治疗区域应切勿洗澡。

治疗后最常见的症状为皮肤泛红（图6-12），同时可能伴有眼周敏感区的轻微水肿，上述症状在治疗后1~2天可能会加重。此外，使用3mm以上的微针进行治疗后产生淤青的可能性较大。尽管如此，大多数患者在微针治疗后的第二天即无明显的不适，可恢复正常的工作和社交。如有需要，患者可以使用一些含有矿物成分的化妆品，但在治疗后的前48小时内应避免使用常规的护肤品。患者可在治疗的1天后开始使用防晒系数（SPF）>30的防晒霜，但使用防晒霜的时间不能早于术后1天，以防

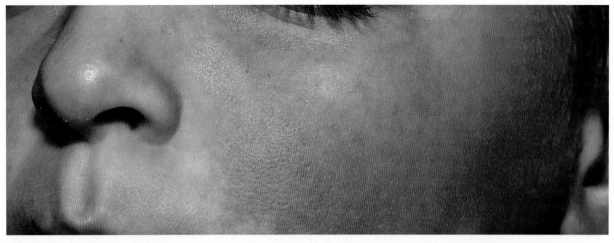

图6-12 治疗后最常见的副作用为皮肤泛红，也可出现眼周的轻微水肿且常于治疗后1～2天加重。

止任何潜在的有害成分进入暴露的皮肤。在微针治疗后1个月内，患者应避免阳光直射（伤口愈合的一个周期）。

治疗后3～5天，患者可能会感觉皮肤干燥和紧绷，此时建议使用含有神经酰胺的保湿产品来缓解上述症状。维生素A和局部外用Omega-3乳膏有助于减轻炎症，但应避免使用含酒精的爽肤水。数天后，肿胀以及明显的淤青基本消失，但皮肤脱屑可能会持续存在，直至1周后，皮肤几乎没有任何微针治疗的痕迹。对于血管性酒渣鼻患者，在诊室进行微针治疗数天后，如果面部皮肤炎症基本消退且无明显不适时，可居家自行进行微针治疗。对于其他类型患者，可根据面部治疗后的恢复情况开展进一步的诊室治疗或居家治疗。在诊室内由医生所实施的微针治疗建议至少间隔1个月后再次进行。增龄性的皮肤问题和瘢痕可能需要进行多次治疗，瘢痕的治疗建议每隔8～10周进行1次。需要注意的是，每个患者的治疗计划应根据患者的情况进行个性化设计，避免过度治疗，否则可能会导致瘢痕组织和正常皮肤的差异更明显，而这十分影响面部的美观程度。

副作用和并发症

微针是一种安全且极微创的美容治疗项目，几乎没副作用，不良反应的报道也很少。最常见的副作用（如皮肤轻度泛红、局部水肿和皮肤脱屑等）通常会在48～72小时内自行消退[19]。

结论

微针是一种低成本和微创的美容治疗方式。通过针刺皮肤引起的微损伤诱导伤口的自然愈合反应从而刺激真皮的再生，最终诱导成纤维细胞沉积新的胶原蛋白。

与激光换肤或皮肤剥脱治疗等传统美容治疗相比，作为微创性治疗的微针优势明显。首先，它可避免损伤皮肤，并且可借助局部麻醉缓解不适，这也是对患者极具吸引力的一个特点。其次，该技术易于掌握，耗材少，治疗成本低。最后，也是最重要的，该技术能够增加皮肤厚度、刺激胶原蛋白和弹性蛋白的新生。

参考文献

[1] Kromayer E. The Cosmetic Treatment of Skin Complaints. London: Oxford University, 1930:8.

[2] Liebl H, Kloth LC. Skin cell proliferation stimulated by microneedles. J Am Coll Clin Wound Spec 2012;4:2−6.

[3] Haimovic A, Ibrahim O, Lee NY, Dover JS. Ensuring consistent results when microneedling perioral rhytides. Dermatol Surg 2018;44:595−597.

[4] Ablon G. Safety and effectiveness of an automated microneedling device in improving the signs of aging skin. J Clin Aesthet Dermatol 2018;11:29−34.

[5] Fabbrocini G, De Vita V, Pastore F, et al. Collagen induction therapy for the treatment of upper lip wrinkles. J Dermatol Treat 2012;23:144−152.

[6] El-Domyati M, Barakat M, Awad S, Medhat W, El-Fakahany H, Farag H. Multiple microneedling sessions for minimally invasive facial rejuvenation: An objective assessment. Int J Dermatol 2015;54:1361−1369.

[7] Bhargava S, Kumar U, Varma K. Subcision and microneedling as an inexpensive and safe combination to treat atrophic acne scars in dark skin: A prospective study of 45 patients at a tertiary care center. J Clin Aesthet Dermatol 2019;12:18−22.

[8] Iosifidis C, Goutos I. Percutaneous collagen induction (microneedling) for the management of non-atrophic scars: Literature review. Scars Burn Heal 2019;5:2059513119880301.

[9] Alam M, Han S, Pongrutthipan M, et al. Efficacy of a needling device for the treatment of acne scars: A randomized clinical trial. JAMA Dermatol 2014;150:844−849.

[10] Harris AG, Naidoo C, Murrell DF. Skin needling as a treatment for acne scarring: An up-to-date review of the literature. Int J Women Dermatol 2015;1:77−81.

[11] Kumar MK, Inamadar AC, Palit A. A randomized controlled, single-observer blinded study to determine the efficacy of topical minoxidil plus microneedling versus topical minoxidil alone in the treatment of androgenetic alopecia. J Cutan Aesthet Surg 2018;11:211−216.

[12] Strazzulla LC, Avila L, Lo Sicco K, Shapiro J. An overview of the biology of platelet-rich plasma and microneedling as potential treatments for alopecia areata. J Investig Dermatol Symp Proc 2018;19:S21−S24.

[13] Dhurat R, Mathapati S. Response to microneedling treatment in men with androgenetic alopecia who failed to respond to conventional therapy. Indian J Dermatol 2015;60:260−263.

[14] Fernandes D. Minimally invasive percutaneous collagen induction. Oral Maxillofac Clinic North Am 2005;17:51−63.

[15] Alves R, Grimalt R. A review of platelet-rich plasma: History, biology, mechanism of action, and classification. Skin Appendage Disord 2018;4:18−24.

[16] Jones IA, Togashi RC, Vangsness CT Jr. The economics and regulation of PRP in the evolving field of orthopedic biologics. Curr Rev Musculoskelet Med 2018;11:558−565.

[17] Mansouri Y, Goldenberg G. Update on hyaluronic acid fillers for facial rejuvenation. Cutis 2015;96:85−88.

[18] Hashim PW, Nia JK, Taliercio M, Goldenberg G. Local anesthetics in cosmetic dermatology. Cutis 2017;99:393−397.

[19] Alster TS, Graham PM. Microneedling: A review and practical guide. Dermatol Surg 2018;44:397−404.

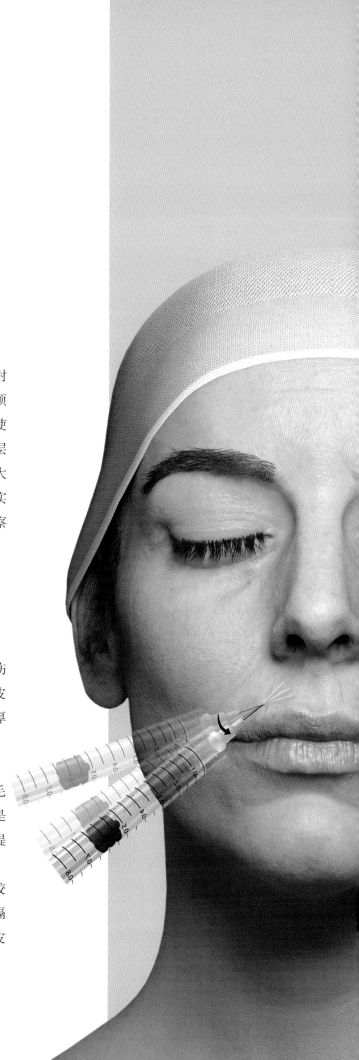

注射层次和注射技术

PLANES OF INJECTION AND INJECTION
TECHNIQUES

第8章~第10章中将详细介绍各种方法和类型的注射填充治疗方案，在此之前临床医生必须掌握两项基本技能；第一项技能是学习掌握各种注射技术及其使用时机；第二项技能更具挑战性，是要能够判断填充层次是否正确以及填充剂量是否合适。这两项技能在很大程度上需要依靠经验和感觉，需要通过不断地学习和实践来掌握，有时也可以通过一些具体的数据和肉眼观察到的细节来辅助判断。

面部皮肤的基本解剖结构

简单来说，人体皮肤可主要分为3层（图7-1）。最外层为表皮层，它保护身体不受外界环境的影响和伤害。表皮层主要由细胞和感觉神经组成，并依靠真皮层提供血供和结构性支撑，在面部平均只有0.2mm的厚度，是皮肤3层结构中最薄的一层。

真皮层位于表皮层之下，约占皮肤总厚度的90%。真皮层容纳了所有主要的皮肤附件结构，包括血管、毛囊和汗腺，并储存了大部分来自身体的水分供给。它是由胶原蛋白和弹性蛋白结合在一起而构成的，为表皮提供血供及营养。

皮下层（或皮下组织）是皮肤的最深层，主要由胶原蛋白细胞和脂肪组成。它将皮肤与人体的深层组织分隔开，起到保护身体的作用。血管、神经和毛囊也穿行于皮下组织，并将真皮层与更深层的筋膜与肌肉连接起来。

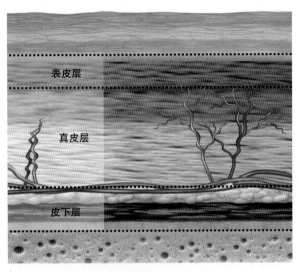

图7-1 皮肤的3层基本结构。

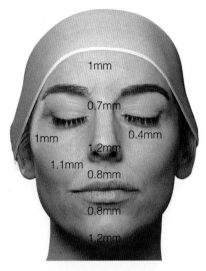

图7-2 到50岁时，面部皮肤会明显变薄。

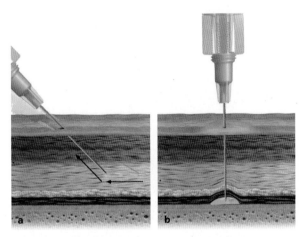

图7-3 根据不同的填充目的，在不同层次进行填充治疗。在真皮中层和深层的注射（a）通常采用线状注射技术，而注射在皮下层（皮下组织）（b）则使用点状注射技术。

最近，一组研究人员使用3D扫描技术来测量面部不同区域的真皮层和浅层脂肪的厚度。结果显示，最薄区域的真皮层平均厚度为1.51mm，最厚区域的真皮层平均厚度为1.97mm。额头的真皮层平均厚度为1.70mm，颧颊部为1.85mm，口周为1.82mm。面部浅层脂肪的平均厚度自鼻背部的1.61mm逐渐到口周的5.14mm不等，其中口周区域的脂肪最厚[1]。

男性皮肤比女性皮肤厚，但在50岁左右，因面部皮肤胶原蛋白的生成持续减少，皮肤逐渐失去弹性，面部皮肤开始变薄。图7-2显示了中年女性面部各部位真皮层的大致厚度。

根据不同的治疗目的，皮肤填充剂的注射层次各不相同，浅及真皮浅层，深至骨膜上方（图7-3）。真皮中层和深层是大多数基础填充治疗的目标层次，而更复杂的治疗，如矫正颧颊部轮廓，则需要在骨膜上进行。本书将一步步对注射深度进行讲解，当注射经验不足时，建议临床医生按照填充剂产品的说明书以及专家建议开展治疗。通过反复练习和仔细观察组织的反应，这个过程会很快掌握。

注射深度可以在注射过程中通过感知针头刺入皮肤的深度、感受回抽注射器活塞的阻力、观察针尖的可见度以及皮肤和皮下组织的反应来确定。这里有一些技巧：

• 当针尖穿刺进入皮肤后，如果见到皮肤发白，且针尖走向清晰明显，则说明进针太浅，需调整至更深的层次。

• 当注射深度位于真皮中层和深层时，仍可以观察

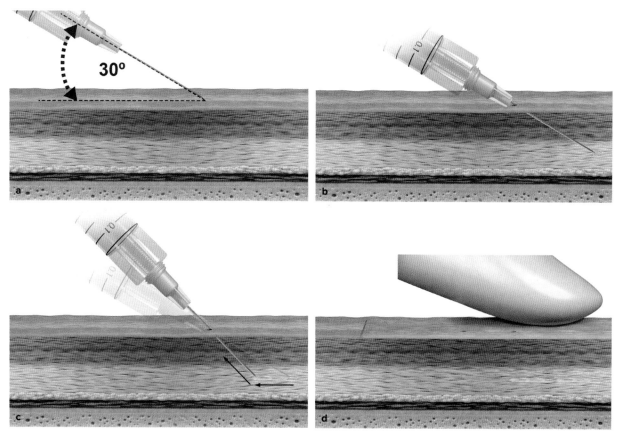

图7-4　线状注射技术。（a）针头与皮肤成30°进针至合适层次。（b和c）在推注的同时，慢慢回退针头，皮肤填充剂会呈现平顺的线状分布。（d）注射后即刻按压治疗区域。

到针头的轮廓；但当深度位于皮下层时，则无法观察到针头的轮廓。

- 当针尖抵达骨膜及骨面时会有明显的撞击感。
- 在真皮浅层及真皮深层推注填充剂的阻力大于皮下层和骨膜上层。
- 当注射到真皮层时，将针头往下压，会使皮肤出现轻微凹陷。

注射技术

　　注射技术的选择取决于治疗部位的特点。采用合适的注射技术均匀填充，是实现最佳治疗效果的关键。在进行一些特定区域的治疗时建议使用钝针，避免使用锐针，以减少动静脉栓塞的风险，因为血管栓塞是危及生命的严重并发症。

　　重要提示：在将针头刺入皮肤之前，务必先从针尖推出少量的填充剂以确保填充剂的正常流动。

线状注射技术

　　线状注射技术是所有注射技术中最基本的填充剂注射技术（图7-4）。使用该技术操作时，针头以30°刺入皮肤，进针至适当的层次。回退针头的同时，对注射器施加稳定的压力以缓慢持续地推注填充剂，使填充剂均匀分布。直至针头完全退出皮肤前，方可停止推注。注射结束后，应立即轻轻按压注射区域，防止形成结节和肿块。

　　这种后退填充技术提供了一个容纳填充剂的微通道，是填充鼻唇沟或木偶纹的最佳方法，也是许多其他注射技术的基础。

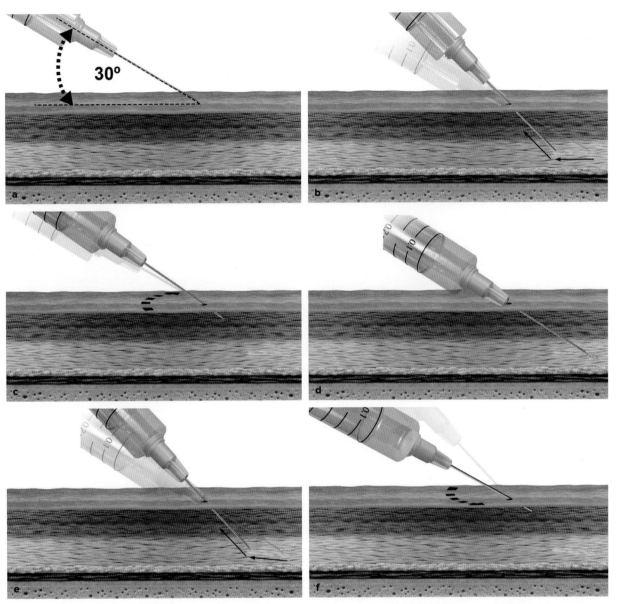

图7-5 扇形注射技术。（a）以30°进针至所需层次。（b）以线状注射技术注射填充剂，但不要完全退出针头。（c）针头转动一个小角度重新向下和向内侧进针。（d和e）在前一针注射轨迹的旁边再次以线状注射技术注射填充剂。（f）在不完全退出针头的情况下，再次将针头向上和向外侧转动一个小角度，重复之前的注射步骤。

扇形注射技术

　　为了直观地理解扇形注射技术（图7-5），想象一下，可以把中心进针点视为起点（想象为"扇钉"），然后进行一系列的线状注射（每条注射轨迹想象为"一根根的扇骨"），那么所有被注射至皮肤的填充剂就构成了一个"扇面"。

　　在运用这项注射技术时，进针点需选在治疗

部位的中心。边退针边注射，填充剂即可铺满进针时产生的微通道（即进行了线状注射）。但是，在"线"的末端（即微通道的末端），针头不要完全退出，而是将注射器轻微旋转一个小角度，再重新进针，在第一条填充线的旁边完成第二条填充线。随后，将注射器再次沿同一方向旋转，重复进行这一注射方法。在完成第三条填充线后，将注射器向相反方向旋转（即第一条填充线的另一侧，同样不

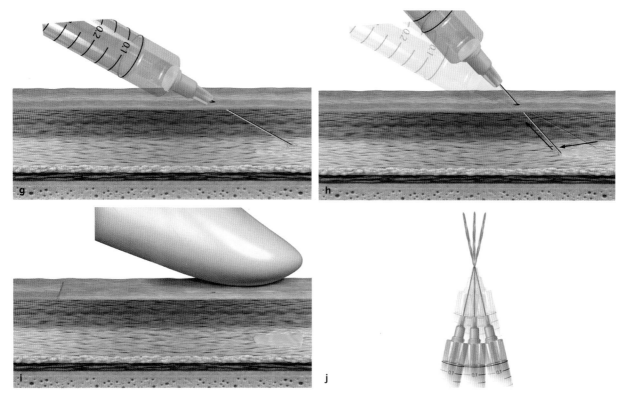

图7-5（续） （g和h）在之前的注射轨迹附近继续注射填充剂。（i）按压注射区域以确保填充剂均匀分布。（j）通过这种技术，从一个进针点便可以进行三角形或扇形区域的填充。

完全退出），再进行两次线状注射填充，随后完全退出针头，此时即完成一次扇形注射。注射结束后，按压填充区域，确保填充剂的均匀平铺，避免产生小的结节和肿块。

这种三角形或扇形注射技术只需要一个进针点，因此提高了治疗的舒适度，并确保填充剂可以呈一个"扇面"均匀分布。但是，为了避免进针点处的填充剂注射过多，每次线状注射退针至进针点之前都要停止注射动作。

点状注射技术

线状注射技术主要用于填充或"抬高"明显的皱纹或皮肤褶皱，而点状注射技术（图7-6）则是用于修饰轮廓或丰满某个区域（如填充颏部）。

因此，填充剂并不是注射到真皮中层及真皮深层中，而是注射到骨膜上层。应用该技术时，针头缓慢地穿过真皮层和肌肉层，直至骨面。当感觉到针尖触及骨面时，针头回退大约1mm，然后注射填充剂至预期的用量（一支填充剂不够的话，可以连续进行补注）。然后，在骨面轻轻地按压注射部位，避免形成小的肿块和结节。

在进行点状注射时，将填充剂注射在肌肉下方是该技术的关键点。当填充剂被注射到肌肉中时，填充剂可能会随面部肌肉运动而发生移位，从而影响美观。

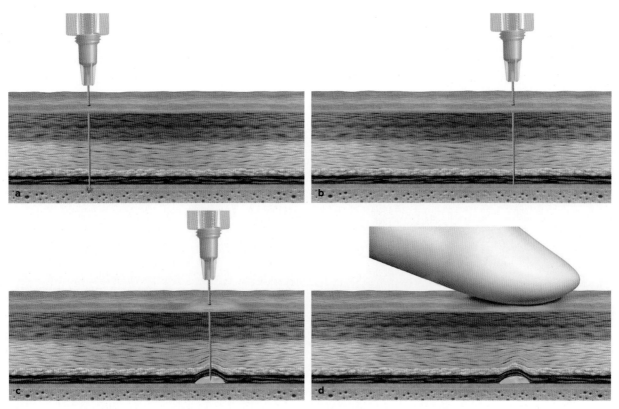

图7-6 点状注射技术。（a）将针头以90°垂直刺入，直至接触骨面。（b）当触及骨面时，针头回退约1mm。（c）注射填充剂至预期效果。（d）按压注射部位。

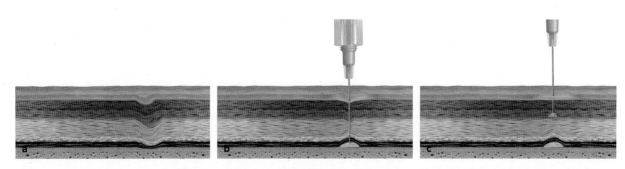

图7-7 分层注射技术。（a）明显的皮肤褶皱。（b）通过褶皱的凹陷程度预估填充剂的用量，通过深层注射补充深处的容量缺失。（c）在真皮层中注射更柔软、流动性更强的填充剂来减少表面的浅层皱纹。

分层注射技术

分层注射技术（图7-7）与其说是一种注射技术，不如说是一种综合使用前述注射技术以达到特定效果的注射方法。它适用于需要较多填充材料的部位（如面中部区域）。

该方法是将一种具有中等强度的填充剂注射到真皮中层及真皮深层，以提供结构性支撑，然后将另一种更柔软、可塑性更强的填充剂注射到较浅的层次，以矫正轻度的皱纹和皮肤褶皱。这种技术在第10章中将进行详细的介绍。

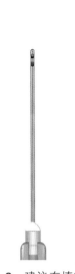

图7-8 建议在填充泪沟时使用钝针。

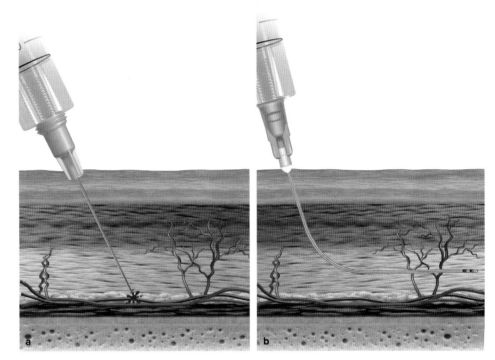

图7-9 钝针可以减少注射时刺入血管的风险。（a）用锐针注射。（b）用钝针注射。

钝针注射技术

当治疗泪沟和其他血管损伤风险较高的部位（如眉间和鼻部）时，强烈建议使用钝针代替锐针。如第4章所述，血管栓塞是由填充剂进入动脉引起的。虽然罕见，但这种并发症可导致皮肤坏死、不可逆性失明和脑卒中。

钝针有几个特点，可以帮助减少上述风险（图7-8）。钝针的针头圆钝、针体有弹性，减少了刺穿动脉或静脉的风险（图7-9）。而且它是通过针尖侧方的开口推注出填充剂，而不是从针头的尖端。在一些研究中，使用钝针代替锐针已被证明可以减少淤青和肿胀，而且许多患者反映使用钝针注射时的疼痛明显减轻[2-4]。此外，它还有一个优点，就是只需要一个皮肤穿刺口就能治疗整个待填充区域。

在使用钝针时，首先要用比钝针直径稍大的锐针针头在皮肤穿刺一个进针口。

然后，用一只手持含有填充剂的钝针注射器，将钝针通过穿刺进针口进入皮肤，用另一只手将针头引导至治疗区域。最后，在缓慢退针的同时注射填充剂。

小结

注射技术的选择取决于治疗区域存在的问题以及其严重程度。例如，线状注射技术可以用于填充皱纹和皮肤褶皱，但是否应以扇形方式进行注射，则取决于组织凹陷的区域大小和严重程度。同样，点状注射技术适用于注射补充软组织容量的缺失，但可能需要与线状或扇形注射技术相结合，以抚平浅层的凹陷或表面的皱纹。

注7-1　预防血管并发症的措施和建议*

- 使用精细的退针注射技术
- 使用稳定的压力轻推注射器活塞，缓慢注射填充剂
- 多位点、少剂量的注射填充剂（建议每个位点的注射量＜0.1mL）
- 深层注射或填充剂较黏稠时，建议使用钝针
- 锐针仅适用于浅层注射

*改编自Sito等[5]。

提示

皮肤填充剂具有一定的黏稠度，注射时需要对注射器施加一定的压力，这种压力比大多数口腔医生平时进行注射操作时的力量更大。在各类填充剂中，透明质酸（HA）所需的压力最小，且必要时可使用透明质酸酶溶解透明质酸，所以它是初学者的理想选择。

在退针注射时，应在针头退出皮肤之前停止注射，避免将填充剂注射在表皮层而留下痕迹。

在注射填充剂时，切勿用力过大，确保在每个微通道或小区域进行小剂量注射。

注7-1列举了一些措施和建议。

结论

大多数口腔医生均能够快速掌握本章所述的标准注射技术。然而，正确地进行注射治疗并选择合适的注射方法，不仅需要大量的实践操作和经验积累，还需要了解不同黏稠度的填充剂在不同注射深度的分布特点和聚集特点。

参考文献

[1] Kim YS, Lee KW, Kim JS, et al. Regional thickness of facial skin and superficial fat: Application to the minimally invasive procedures. Clin Anat 2019;32:1008–1018.

[2] Fulton J, Caperton C, Weinkle S, Dewandre L. Filler injections with the blunt-tip microcannula. J Drugs Dermatol 2012;11: 1098–1103.

[3] Zeichner JA, Cohen JL. Use of blunt tipped cannulas for soft tissue fillers. J Drugs Dermatol 2012;11:70–72.

[4] Niamtu J 3rd. Filler injection with micro-cannula instead of needles. Dermatol Surg 2009;35:2005–2008.

[5] Sito G, Manzoni V, Sommariva R. Vascular complications after facial filler injection: A literature review and meta-analysis. J Clin Aesthet Dermatol 2019;12:E65–E72.

第2部分：
具体方法和详细步骤

Section Ⅱ : Step-by-Step
Procedures

绿灯治疗——
初级治疗操作
GREEN-LIGHT PROCEDURES

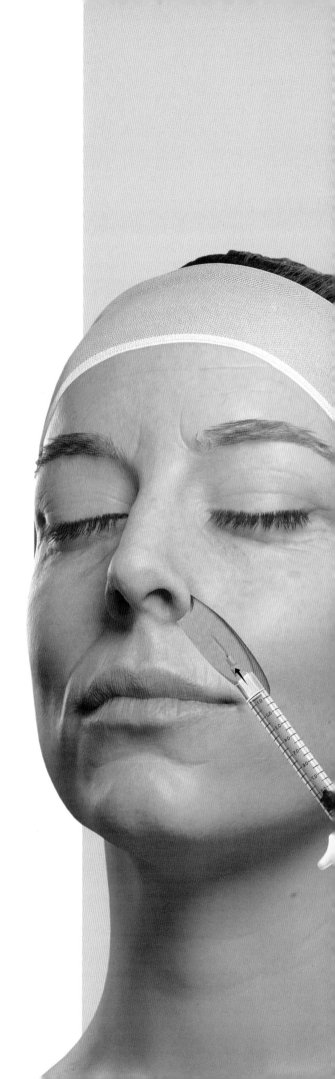

所谓的"绿灯治疗"能够帮助初次学习和接触注射填充技术的临床医生掌握该项技术。本部分内容主要包括以下部位的填充治疗——鼻唇沟、木偶纹、颏唇沟及颏部等，这些部位通常是最早出现面部衰老的部位，因此通常会有大量的患者求诊。上述区域进行填充治疗的效果较为明显，且操作相对容易。

本章是为刚开始接触皮肤填充治疗的口腔医生所设计的。在接下来的内容中，每个步骤都以多种形式进行呈现，旨在帮助口腔医生：①更容易理解每个操作步骤的意义；②以图片的形式展现每个步骤的操作过程；③掌握每个步骤在临床操作中的细节。当初学者逐步掌握这些治疗方法并获得一定的信心后，可以先为朋友和家人进行初级的注射治疗，而后再进一步拓展至其他患者。注8–1列举了皮肤填充治疗的一般禁忌证，注8–2则列举了本章所讲解的初级治疗所需基本物品。

注8–1　一般禁忌证

- 有明确的过敏史
- 正处于严重的过敏期
- 对皮肤填充产品敏感或曾有过敏史
- 6个月内曾使用过异维A酸（Accutane，Roche）
- 局部皮肤萎缩
- 伤口愈合能力较差
- 治疗区域存在皮肤病
- 系统性疾病尚未有效控制
- 治疗区域存在感染
- 皮肤上有增生性瘢痕或瘢痕疙瘩
- 患有出血性疾病
- 处于孕期或哺乳期
- 患有躯体变形障碍
- 对治疗抱有不切实际的期望

注8-2　所需基本物品

- 酒精棉片
- 棉签
- 手持镜子
- 无菌手套
- 纱布（3英寸×3英寸）
- 记号笔或白色眼线笔

鼻唇沟

鼻唇沟是鼻翼旁至口角外侧的皮肤软组织凹陷，皮肤弹性下降和软组织容量缺失易导致鼻唇沟的加深。真皮组织萎缩、颧面部脂肪下垂以及面中部肌肉过度运动等其他原因也会导致鼻唇沟加重。

适应证和禁忌证

- 部分患者的鼻唇沟明显凹陷是由于微笑时提上唇肌过度收缩导致。为获得最佳效果，可能需要同时对提上唇肌进行肉毒素注射治疗。
- 当计划行鼻唇沟填充治疗的患者也需要进行颧颊部填充治疗时，则建议先进行颧颊部的填充治疗，因为面中部软组织的容量恢复可以减轻鼻唇沟的严重程度。
- 对于中重度的鼻唇沟，建议分层使用两种类型的填充剂进行治疗。选用具有结构支撑力的填充剂来补充深层软组织容量的缺失，选用较柔软的填充剂来进行表浅细纹的填充。
- 极度松弛下垂的皮肤是填充治疗的禁忌证，此时应通过手术进行矫正。

麻醉剂和填充剂的准备

- 稀释的2%利多卡因-肾上腺素溶液（总计0.6mL）。
- 30G、0.5英寸的针头。
- 外用表面麻醉药膏，如将10%苯佐卡因、20%利

多卡因、10%丁卡因和10%二甲亚砜（DMSO）混入Lipoderm基剂（美国专业配制中心）的复方制剂（非必需）。

- 建议使用的填充剂：
  - Juvéderm（Allergan）
  - Belotero（Merz North America）
  - Restylane（Galderma）
  - Radiesse（Merz North America）
  - Juvéderm Vollure（Allergan）
  - Sculptra Aesthetic（Galderma）
  - Bellafill（Suneva Medical）
  - 富血小板血浆（PRP）
- 建议的填充剂量：
  - 轻度凹陷：0.8mL
  - 中度凹陷：1.6mL
  - 重度凹陷：2.4mL

预防措施

- 填充部位越靠近鼻部，疼痛越明显。
- 填充鼻唇沟的治疗目的是使其减轻，并不是完全消除。
- 注射时必须避开鼻外侧动脉，该动脉位于鼻唇沟上方2~3mm处并为鼻部供血。
- **注意**：鼻翼或鼻唇沟出现即刻或延迟的皮肤变白或紫色网纹，这是填充剂注射入血管导致血管栓塞（缺血）的重要表现，此时需立即进行处理以防止组织坏死（见第4章）。

麻醉方法

麻醉前用酒精消毒两侧鼻唇沟及周围皮肤。麻醉从鼻唇沟下方开始，在皮下注射麻醉剂（稀释的2%利多卡因-肾上腺素溶液）约0.6mL（每侧3个注射点，每个点注射0.1mL）。此外，对疼痛不敏感的患者也可使用表面麻醉。麻醉的起效时间为5~10分钟。

图8-1　鼻唇沟填充注射的分步操作步骤

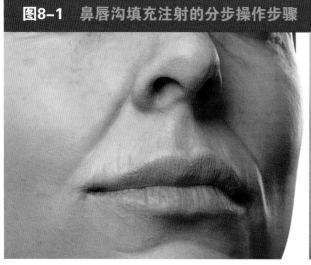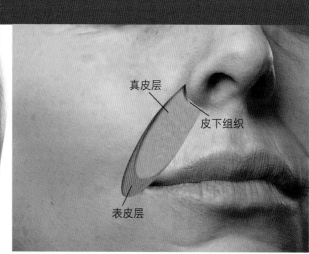

真皮层

皮下组织

表皮层

步骤 1

局部麻醉

• 使用酒精消毒鼻唇沟及其周围皮肤。
• 使用30G、0.5英寸的针头在皮下注射0.1mL麻醉剂（稀释的2%利多卡因-肾上腺素溶液）。
• 在对侧鼻唇沟重复上述操作。
• 10分钟后麻醉起效。

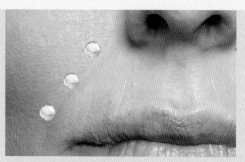

每个点注射0.1mL麻醉剂。

皮肤填充剂的注射操作

患者成60°仰卧位，再次用酒精消毒术区。将30G、0.5英寸的针头与含有填充剂的注射器固定牢固。操作前可先推挤出少量的填充剂来为针头预充。医生站在患者的一侧，针头朝向鼻翼，与皮肤成30°进针，直至完全进针，在鼻唇沟的下方和内侧注射填充剂。然后，医生以持续稳定的注射压力，在真皮中层和深层做线状注射，边退针边注射。第二针在第一针的上方约1cm处，以同样的方式进行注射。第三针在第二针的上方1cm处进行扇形注射，不完全退出针头，将针头向下、向内侧调整，使填充剂均匀分布。如果需要的填充量较多，可以重复进行这种扇形注射。

用水润湿皮肤，医生在口内外夹持按压皮肤和/或用食指、拇指拉展皮肤，使注射的填充剂均匀分布。该操作可能导致额外的肿胀或淤伤。随后，医生移至患者的另一侧，对另一侧的鼻唇沟重复上述操作。

疗效维持时间

• 对于静态性鼻唇沟（即面部静止状态下显现出的鼻唇沟），可能需要额外多填充0.4～0.8mL。
• 对于存在重度的动态性鼻唇沟患者（因面部肌肉运动导致的鼻唇沟），可能需要将填充治疗与肉毒毒素注射相结合。
• 鼻唇沟填充的疗效维持时间取决于所选用的填充剂，但平均可以维持6～9个月。

图8-1为鼻唇沟填充注射的分步操作步骤。图8-2为相关的案例讲解。

确定第一个注射点的位置

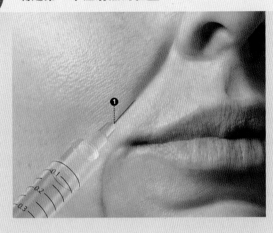

- 找到鼻唇沟的下端。
- 第一个注射点需定在鼻唇沟的中线上。

进行线状注射

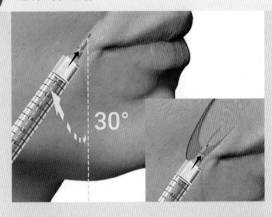 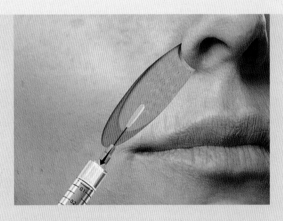

- 针头朝向鼻翼，与皮肤成30° 刺入皮肤，直至完全进针。

- 持续缓慢地推注填充剂，在真皮中层和深层做线状注射，边退针边注射。

确定第二个注射点的位置

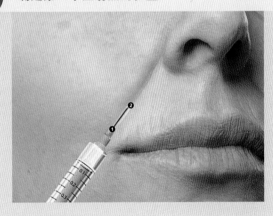

- 第二个注射点位于第一个注射点上方约1cm处。
- 为了方便测量距离，可将针头的根部放在第一个注射点上。
- 针尖的位置就是第二个注射点的大致位置。

步骤 5 　进行线状注射

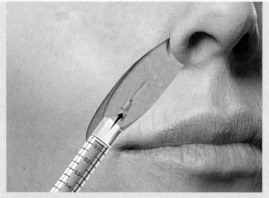

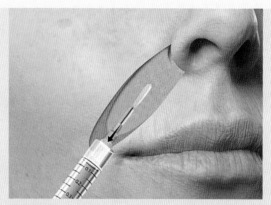

- 针头与皮肤成30° 再次刺入皮肤，直至完全进针。

- 在真皮中层以及深层进行第二次线状注射。

步骤 6　确定第三个注射点的位置

- 第三个注射点位于第二个注射点上方约1cm处。

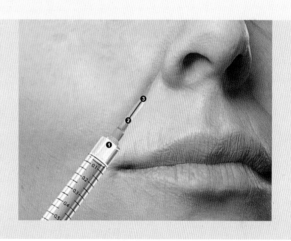

步骤 7　进行线状注射

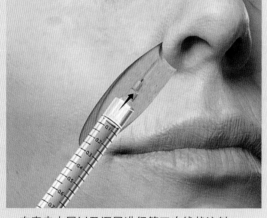

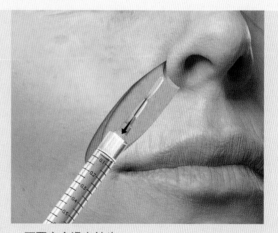

- 在真皮中层以及深层进行第三次线状注射。

- 不要完全退出针头。

步骤 8 **进行扇形注射**

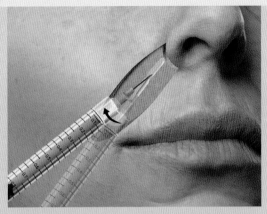

• 第三次线状注射后，将针头以小角度向下、向内侧旋转。

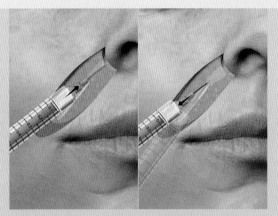

• 在第三次线状注射的附近注射填充剂。

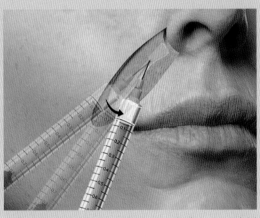

• 不完全退出针头，将针头以小角度向上、外侧旋转。

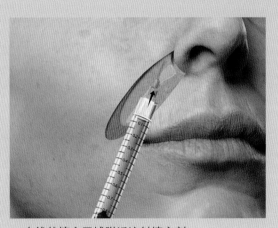

• 在线状填充区域附近注射填充剂。

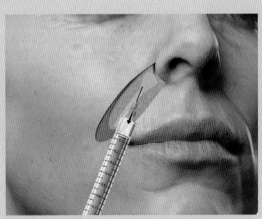

• 重复进行扇形注射，直至填充剂均匀分布并达到预期的治疗效果。

步骤 9

按压治疗区域

- 将大拇指置于皮肤，食指进入口内，两指轻柔按压治疗区域，以抚平小的肿块及填充不均匀的部位。
- 必要时用水润湿治疗区域，用手指对填充区域进行拉伸和塑形，充分抚平填充剂。

步骤 10

在对侧重复上述步骤

- 在对侧重复步骤2～步骤9。

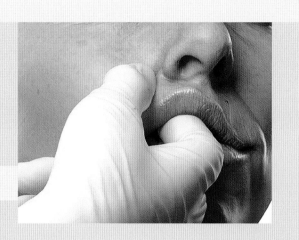

案例1

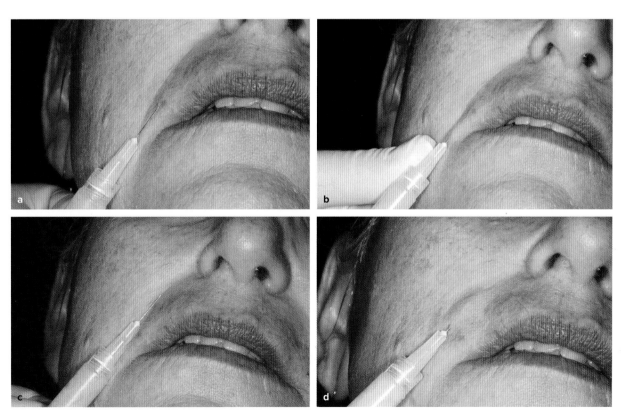

图8–2 （a）为了确定第一个注射位点，将针头置于鼻唇沟表面，针头的根部即为第一个注射点。（b）沿着鼻唇沟的走向进行线状注射。（c）再次根据针头根部的位置确定第二个注射点。（d）再次沿着鼻唇沟的走向进行线状注射。

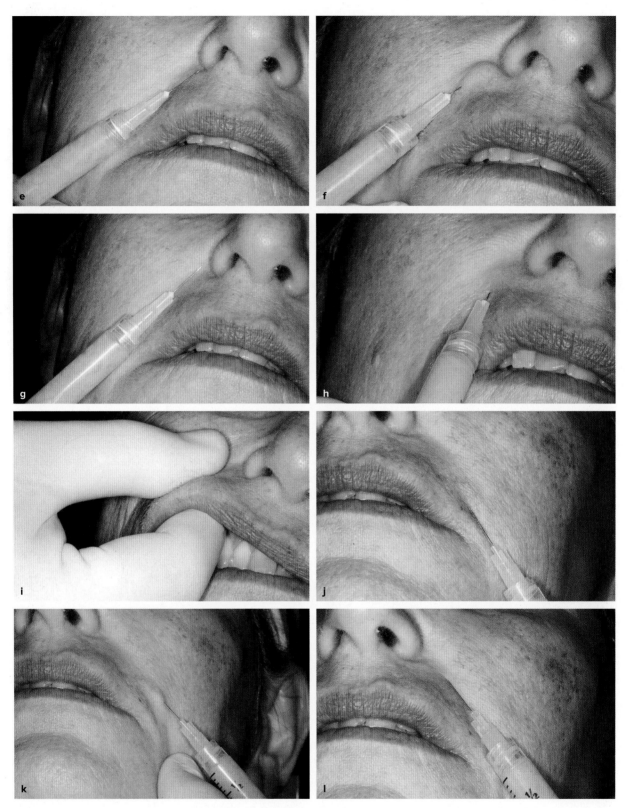

图8-2（续）（e~h）鼻唇沟上端近鼻翼部位的凹陷采用扇形注射。（i）完成注射后，按压使填充剂均匀分布在整个凹陷区域。（j）同样的方法填充治疗对侧。将针头置于鼻唇沟表面以确定第一个注射点的位置。（k）沿着鼻唇沟的走向进行线状注射。（l）第二个注射点可根据针头根部的位置来确定。

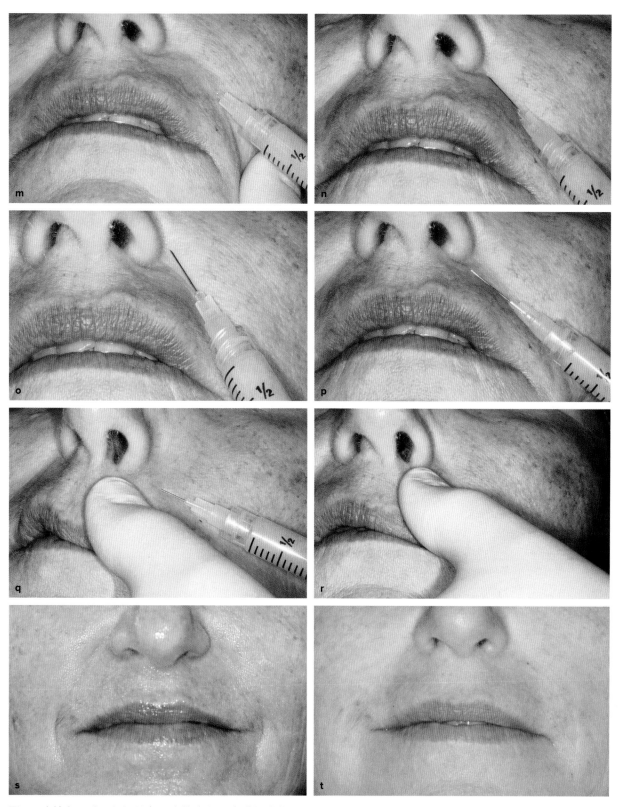

图8-2（续） （m）沿着鼻唇沟的走向再次进行线状注射。（n～p）鼻唇沟上端近鼻翼部位的凹陷采用扇形注射。（q）额外注射少量的填充剂以完成治疗。（r）注射完成后，适当按压填充区域，使填充剂均匀分布。（s）注射前。（t）注射后即刻。

木偶纹

木偶纹是自口角向下颌延伸的皮肤褶皱。木偶纹的产生与真皮组织萎缩、皮肤弹性下降、软组织容量缺失和下颌骨体积减小（骨吸收）有关。其他因素（如面中部脂肪的下垂和面下部肌肉过度运动等）原因也会导致木偶纹的产生。

适应证和禁忌证

- 部分患者的木偶纹是由于口角肌的过度收缩而产生的。对于该类情况，注射肉毒毒素改善口角肌的过度收缩可作为皮肤填充治疗的补充，来达到更好的治疗效果。
- 对于需要同时治疗木偶纹和颏唇沟两侧凹陷的患者，颏唇沟两侧凹陷的改善有助于缓解木偶纹。
- 中重度软组织缺失可以分层使用两种类型的填充剂进行治疗。选用具有结构支撑力的填充剂来补充深层软组织容量的缺失，选用较柔软的填充剂来进行表浅细纹的填充。
- 影响面下部美观的因素不仅有木偶纹，还有口角纹，这两种情况都可以注射皮肤填充剂进行有效改善。
- 木偶纹的出现会使患者显得愁容满面，因此下唇唇周是面部年轻化注射治疗的重要区域。因此，医生必须了解该部位所需的注射填充剂量和相应的注射技术。

麻醉剂和填充剂的准备

- 稀释的2%利多卡因-肾上腺素溶液（总计0.6mL）。
- 30G、0.5英寸的针头。
- 外用表面麻醉药膏，如将10%苯佐卡因、20%利多卡因、10%丁卡因和10%二甲亚砜（DMSO）混入Lipoderm基剂（美国专业配制中心）的复方制剂（非必需）。
- 建议使用的填充剂：

  – Juvéderm Ultra（Allergan）
  – Juvéderm Volbella（Allergan）
  – 富血小板血浆（PRP）
  – 自体脂肪移植（AFT）
- 建议的填充剂量：
  – 轻度皱纹：0.8mL
  – 中度皱纹：1.6mL
  – 重度皱纹：2.4mL

预防措施

- 填充部位越靠近唇部，疼痛越明显。
- 皮肤的过度治疗或过度填充会影响上唇外侧的形态和美观，并可能出现血管的损伤或皮肤坏死。

麻醉方法

麻醉前用酒精消毒木偶纹及周围皮肤。麻醉从木偶纹的下方开始，在皮下注射麻醉剂（稀释的2%利多卡因-肾上腺素溶液）约0.6mL（每侧3个注射点，每个点注射0.1mL）。此外，对疼痛不敏感的患者也可使用表面麻醉。麻醉的起效时间为5～10分钟。

皮肤填充剂的注射操作

患者成60°仰卧位，再次用酒精消毒木偶纹区域。将30G、0.5英寸的针头与含有填充剂的注射器固定牢固，避免注射时针头脱落。操作前可先推挤出少量的填充剂来为针头预充。医生站在患者的一侧进行操作。通过下面的方式确定进针点，将针头平行于木偶纹并放置于木偶纹内侧的皮肤上，针尖位于下唇下方1mm处，此时针头的根部即为进针点。针头与皮肤成30°，针头向上、朝向下唇进针，直至完全进针。然后，医生以持续稳定的注射压力，采用逐步后退的线状注射技术缓慢推注填充剂至真皮中层和深层。在针头完全退出皮肤之前，

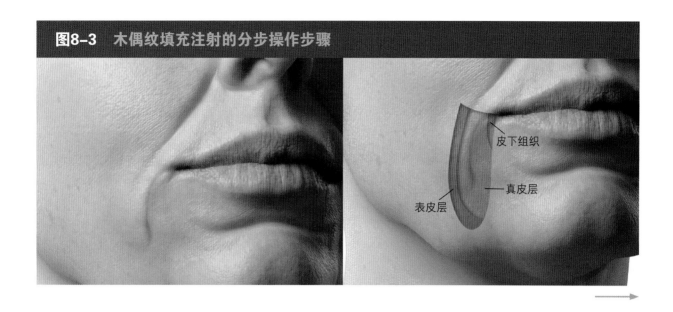

图8-3　木偶纹填充注射的分步操作步骤

皮下组织

真皮层

表皮层

以微小的角度多次向内变化方向并完全进针，进行扇形注射，使真皮内的填充剂均匀分布。根据需要可重复这一扇形注射操作2～3次以解决软组织容量不足的问题，每次注射的方式都是采用向下逐步后退1cm的线状注射技术。

接下来，医生可在低于第一个进针点的位置再次进行侧向扇形注射。同样，为了确定进针点的位置，医生将针头放于皮肤表面，略平行于木偶纹，针尖放于第一个进针点的位置（木偶纹内侧约1mm处）。此时，针头的根部即为进针点。医生将针头与皮肤成30°进针后，将针头朝向口角方向推进，完全进针后即开始进行扇形注射。沿着两侧的木偶纹，每侧可进行3次侧向扇形注射。那么最后，采用与前面相同的方法进行最后一次侧向扇形注射。

用水润湿皮肤，医生在口内外夹持按压皮肤和/或用食指、拇指拉展皮肤，使注射的填充剂均匀分布。该操作可能导致额外的肿胀或淤伤。

然后，医生以用同样的方法来治疗对侧面部的木偶纹。

疗效维持时间

• 对于静态性木偶纹（即面部静止状态下显现出的木偶纹），可能需要额外填充更多的填充剂。

• 对于动态性木偶纹（因面部肌肉运动导致的木偶纹），特别是重度木偶纹，可能需要将填充治疗与肉毒毒素注射相结合。

• 木偶纹填充的疗效维持时间取决于所选用的填充剂，但平均可以维持6～9个月。

图8-3为木偶纹填充注射的分步操作步骤。

步骤 1　局部麻醉

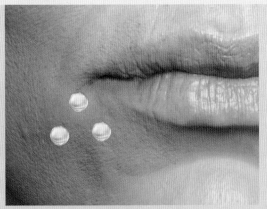

每个点注射0.1mL麻醉剂。

- 首先，先用18G、1.5英寸的针头将麻醉剂（稀释的2%利多卡因-肾上腺素溶液）抽入1mL的注射器内；然后拔掉针头，换上30G、0.5英寸的针头。
- 使用酒精消毒一侧木偶纹及其周围皮肤。
- 使用30G、0.5英寸的针头在木偶纹周围皮下注射0.1mL麻醉剂。
- 在对侧木偶纹重复上述操作。
- 10分钟后麻醉起效。

步骤 2　确定第一个注射点的位置

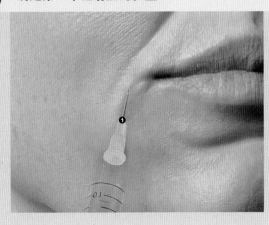

- 确定木偶纹的上端。
- 将针头平行放置于木偶纹内侧的皮肤上，针尖位于下唇下方1mm处。
- 第一个注射点位于针头的根部。

步骤 3　进行线状注射

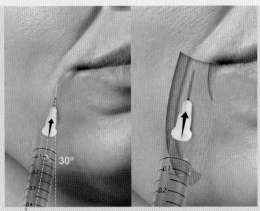

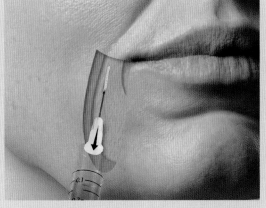

- 针头与皮肤成30°，向下唇方向刺入皮肤直至完全进针。

- 持续缓慢地推注填充剂，在真皮中层和深层做线状注射，边退针边注射，但不要完全退出针头。

步骤 4

进行扇形注射

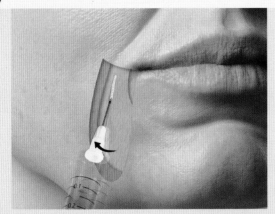

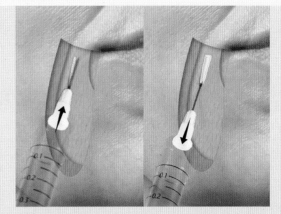

- 重新调整进针角度向内侧旋转，再次推进针头直至完全进针。

- 在真皮中层和深层做线状注射，随后持续进行扇形注射直至达到预期的治疗矫正效果。
- 确保注射进真皮内的填充剂是连续的。

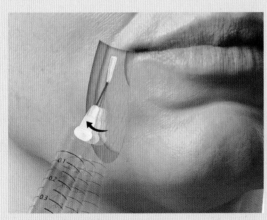

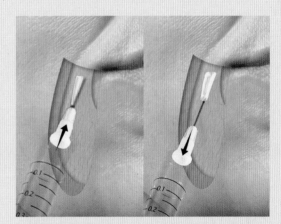

- 重新调整进针角度向内侧旋转，再次推进针头直至完全进针。

- 在真皮中层和深层做线状注射，随后持续进行扇形注射直至达到预期的治疗矫正效果。
- 确保注射进真皮内的填充剂是连续的。

步骤 5

确定第二个注射点的位置

- 第二个注射点位于第一个注射点下方约1cm处。
- 为了方便测量距离，可将针尖放在第一个注射点上。
- 针头根部的位置就是第二个注射点的大致位置。

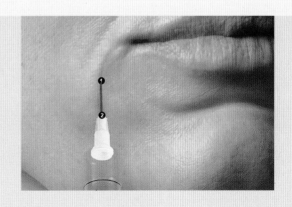

绿灯治疗——初级治疗操作 →

步骤 6

重复进行线状注射，然后再进行扇形注射

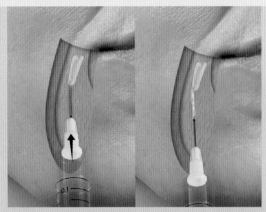 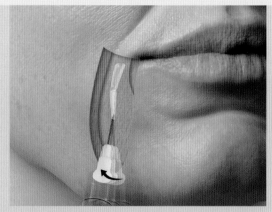

- 针头与皮肤成30°，向下唇方向刺入皮肤直至完全进针。
- 持续缓慢地推注填充剂，在真皮中层和深层做线状注射，边退针边注射，但不要完全退出针头。

- 重新调整进针角度向内侧旋转，再次推进针头直至完全进针。
- 在真皮中层和深层做线状注射，随后持续进行扇形注射直至达到预期的治疗矫正效果。
- 确保注射进真皮内的填充剂是连续的。

步骤 7

确定第三个注射点的位置

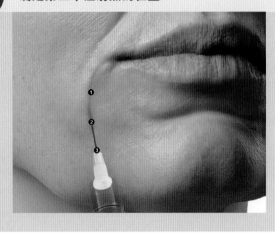

- 第三个注射点位于第二个注射点下方约1cm处。

步骤 8

重复步骤6

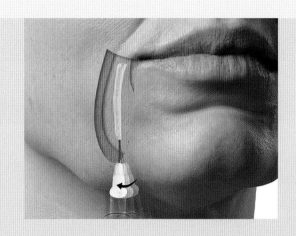

- 针头与皮肤成30°，向下唇方向刺入皮肤直至完全进针。
- 持续缓慢地推注填充剂，在真皮中层和深层做线状注射，边退针边注射，但不要完全退出针头。
- 重新调整进针角度向内侧旋转，再次推进针头直至完全进针。
- 在真皮中层和深层做线状注射。
- 随后持续进行扇形注射直至达到预期的治疗矫正效果。
- 确保注射进真皮内的填充剂是连续的。

步骤 9

按压治疗区域

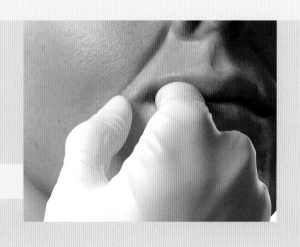

- 将大拇指置于皮肤，食指进入口内，两指轻柔按压治疗区域，以抚平小的肿块及填充不均匀的部位。
- 必要时用水润湿治疗区域，用手指对填充剂进行塑形。

步骤 10

在对侧重复上述步骤

- 在对侧重复步骤2~步骤9。

颏唇沟

颏唇沟是位于颏部上方的一条横行皮肤褶皱。它是由面下部的肌肉过度运动、真皮组织萎缩、皮肤弹性下降引起的。软组织容量缺失、下颌骨和牙槽骨的吸收也可导致颏唇沟的产生。

适应证和禁忌证

- 颏肌的过度收缩会使一些患者出现较为严重的颏唇沟。这种情况，可适当采用肉毒毒素注射颏肌治疗来增强填充治疗的疗效。
- 对于需要同时治疗颏唇沟和进行隆颏的患者，补充颏部的组织容量，有助于减轻患者的颏唇沟。
- 中重度软组织缺失可以分层使用两种类型的填充剂进行治疗。选用具有结构支撑力的填充剂来补充深层软组织容量的缺失，选用较柔软的填充剂来进行表浅细纹的填充。

- 随着年龄的增长，颏唇沟会愈发明显，需借助注射填充治疗使其改善。

麻醉剂和填充剂的准备

- 稀释的2%利多卡因-肾上腺素溶液（总计0.6mL）。
- 30G、0.5英寸的针头。
- 外用表面麻醉药膏，如将10%苯佐卡因、20%利多卡因、10%丁卡因和10%二甲亚砜（DMSO）混入Lipoderm基剂（美国专业配制中心）的复方制剂（非必需）。
- 建议使用的填充剂：
  - Belotero（Merz North America）
  - Radiesse（Merz North America）
  - Juvéderm（Allergan）
  - Restylane（Galderma）
  - 富血小板血浆（PRP）
- 建议的填充剂量：
  - 轻度褶皱：0.4mL
  - 中度褶皱：0.8mL
  - 重度褶皱：1.6mL

预防措施

- 当注射操作从最外侧逐渐向内侧区域进行时，颏部区域的疼痛敏感度会逐渐增加。

麻醉方法

麻醉前用酒精消毒颏唇沟及周围皮肤。在皮下分3次分别注射0.1mL麻醉剂（稀释的2%利多卡因-肾上腺素溶液）或一次性注射0.3mL麻醉剂。此外，对疼痛不敏感的患者也可使用表面麻醉。麻醉的起效时间为5～10分钟。

皮肤填充剂的注射操作

患者成60°仰卧位，再次用酒精消毒术区。将30G、0.5英寸的针头与含有填充剂的注射器固定牢固，避免注射时针头脱落。操作前可先推挤出少量的填充剂来为针头预充。医生站在患者的一侧进行操作。

注射治疗从颏唇沟的下外侧开始。将针头置于颏唇沟下外侧端的皮肤表面，针尖向内，此时针头的根部即为进针点。将针头与皮肤成30°刺入，沿着颏唇沟的走向向上、向内侧方向进针，直至完全进针。然后，医生以持续稳定的注射压力，采用逐步后退的线状注射技术在真皮中层和深层缓慢推注填充剂。接着，以同样的操作方法在颏唇沟的中央段紧挨着第一针开始第二针注射。

医生移至患者的另一侧，从患者对侧颏唇沟的下外侧开始，以用同样的方法注射治疗对侧的颏唇沟。

用水润湿皮肤，医生可局部按压皮肤和/或用食指、拇指拉展皮肤，使注射的填充剂均匀分布。该操作可能导致额外的肿胀或淤伤。

疗效维持时间

- 对于静态性颏唇沟（即面部静止状态下显现出的颏唇沟），可能需要额外多填充一些皮肤填充剂。
- 对于动态性颏唇沟，特别是因肌肉过度运动（或功能亢进）而引起的重度颏唇沟，可能需要将填充治疗与肉毒毒素注射相结合。
- 应预先冰敷或使用表面麻醉来协助预防利多卡因浸润麻醉后引起的组织形变。
- 颏唇沟填充的疗效维持时间取决于所选用的填充剂，但平均可以维持6～9个月。

图8-4为颏唇沟填充注射的分步操作步骤。图8-5为相关的案例讲解。

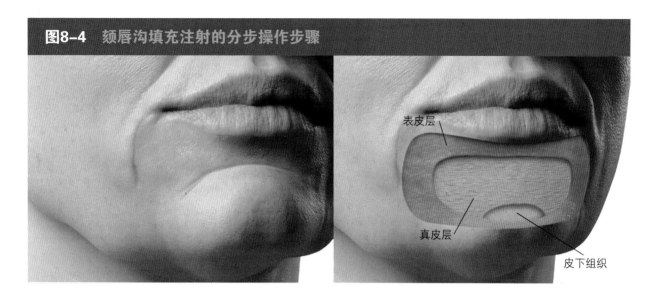

图8-4　颏唇沟填充注射的分步操作步骤

表皮层

真皮层

皮下组织

步骤 **1**

局部麻醉

- 使用酒精消毒颏唇沟及其周围皮肤。
- 使用30G、0.5英寸的针头在颏唇沟周围皮下注射0.1mL麻醉剂（稀释的2%利多卡因-肾上腺素溶液）。
- 10分钟后麻醉起效。

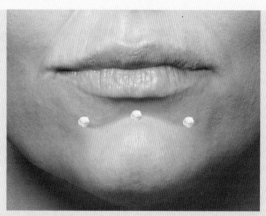

每个点注射0.1mL麻醉剂。

步骤 **2**

确定第一个注射点的位置

- 将针头置于颏唇沟下外侧端的皮肤表面。
- 第一个注射点位于针头的根部。

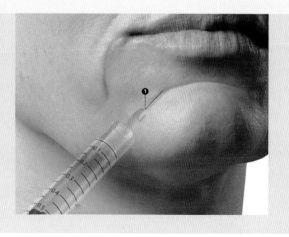

步骤 3 进行线状注射

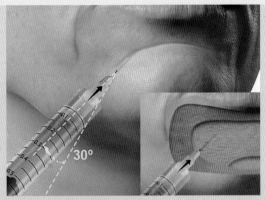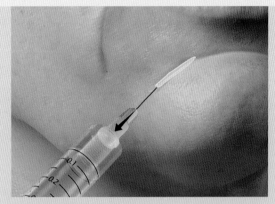

- 针头与皮肤成30°，沿着颏唇沟的走向刺入皮肤直至完全进针。

- 持续缓慢地推注填充剂，在真皮中层和深层做线状注射，边退针边注射。

步骤 4 确定第二个注射点的位置

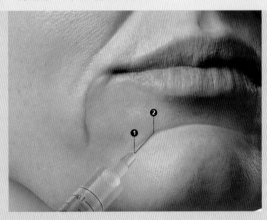

- 第二个注射点位于第一个注射点的上内侧约1cm处。

步骤 5 进行线状注射

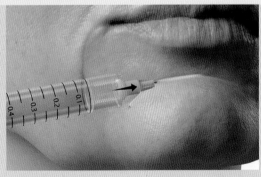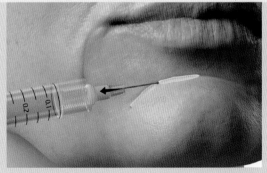

- 针头与皮肤成30°，沿着颏唇沟的走向刺入颏唇沟中央段的皮肤直至完全进针。

- 持续缓慢地推注填充剂，在真皮中层和深层做线状注射，边退针边注射。根据需要可重复此操作。

步骤 6

移至患者对侧，确定第三个注射点的位置

- 第三个注射点位于另一侧颏唇沟的下外侧端。

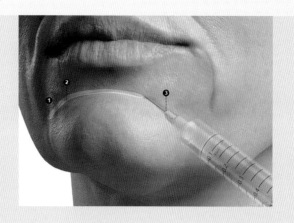

步骤 7

重复步骤3

- 针头与皮肤成30°，沿着颏唇沟的走向刺入皮肤直至完全进针。
- 缓慢推注填充剂的同时，在真皮中层和深层做线状注射，边退针边注射。根据需要可重复此操作。

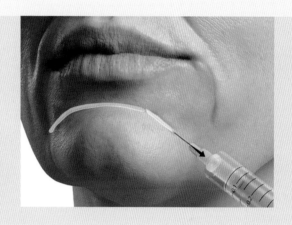

步骤 8

按压治疗区域

- 将两个拇指置于颏部，轻柔按压治疗区域，以抚平小的肿块及填充不均匀的部位。
- 必要时用水润湿治疗区域，用手指对填充剂进行按压塑形。

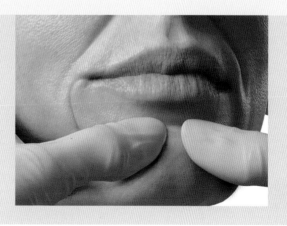

案例2

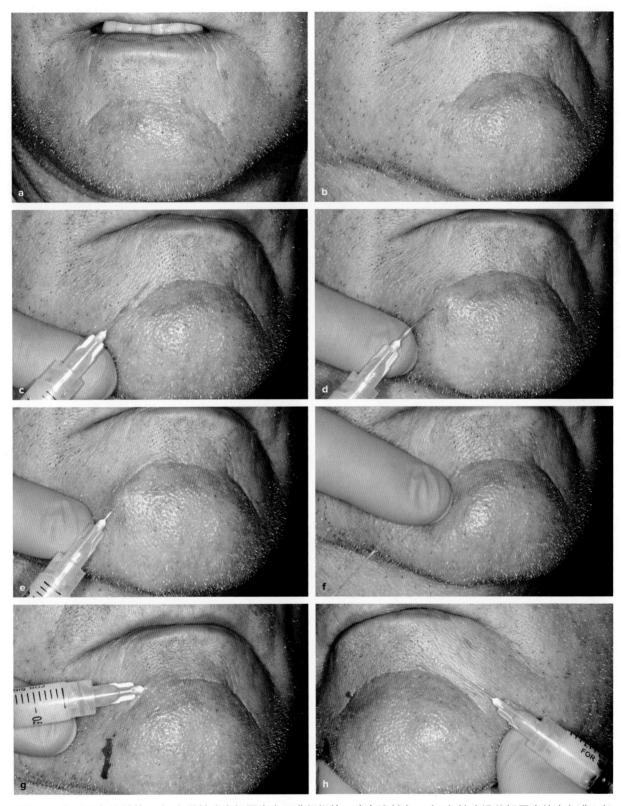

图8-5 （a和b）注射前。（c）用针头在颏唇沟表面进行摆放，确定注射点。（d）针头沿着颏唇沟的走向进入组织。（e）做线状注射，边退针边注射。（f）按压治疗区域，使填充剂均匀分布。（g）完成第二次线状注射。（h）再次用针头进行测量摆放，确定对侧颏唇沟进针点的位置。

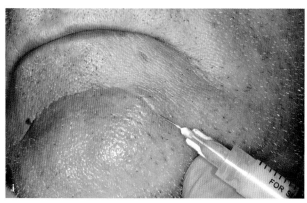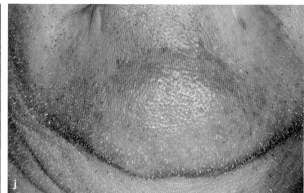

图8-5（续） （i）做线状注射，边退针边注射。（j）治疗后即刻外观。

隆颏术

无论颏部是呈三角形（女性多见），还是呈方形（男性较常见），当其轮廓变得凹陷或扁平时，都有必要进行隆颏术。

适应证和禁忌证

• 应参考患者颏部轮廓的正面像和侧面像来制订隆颏的注射填充方案。例如，下唇的凸点应略超出圆润（而非平坦）的颏部最凸点。

• 颏部软组织容量的减少会使颏部后缩或扁平，而皮肤填充剂可以帮助其恢复软组织容量。

• 请注意，麻醉药物除了稀释的2%利多卡因-肾上腺素溶液外，还可使用表面麻醉药膏。

麻醉剂和填充剂的准备

• 稀释的2%利多卡因-肾上腺素溶液（总计0.1～0.2mL）。

• 30G、0.5英寸的针头。

• 27G、1.25英寸的针头。

• 外用表面麻醉药膏，如将10%苯佐卡因、20%利多卡因、10%丁卡因和10%二甲亚砜（DMSO）混入Lipoderm基剂（美国专业配制中心）的复方制剂。

• 三角形颏部应于一点注射0.1mL的麻醉剂；方形颏部需于两点分别注射0.1mL的麻醉剂。

• 建议使用的填充剂：
  - Juvéderm Voluma（Allergan）
  - Restylane Lyft（Galderma）
  - 富血小板血浆（PRP）

• 建议的填充剂量：
  - 颏部轻度的扁平短小或后缩：0.6～0.8mL
  - 颏部中度或重度的扁平短小或后缩：1.3～1.5mL

预防措施

• 对于颏部特别短小或严重后缩的患者，如小颌畸形（下颌骨发育不良）、严重的错𬌗畸形和颅颌面畸形等情况，应避免使用皮肤填充剂隆颏。

• 三角形的颏部应在真皮深层进行两次扇形注射。

• 颏肌的过度收缩不仅会加重颏唇沟，而且会使颏部扁平。所以进行颏肌肉毒毒素注射联合填充剂隆颏，可协同改善颏部后缩并减轻颏唇沟。

• 对于需要同时填充颏唇沟和进行隆颏的患者，补充恢复颏唇沟的组织容量，有助于减轻患者颏部扁平后缩的状况。

• 应预先冰敷或使用表面麻醉来协助预防利多卡因浸润麻醉引起的组织形变。

麻醉方法

用酒精消毒颏部皮肤，做好麻醉前准备工作。对于三角形颏部的患者，给予皮下注射一次0.1mL麻醉剂（稀释的2%利多卡因-肾上腺素溶液）。对于方形颏部的患者，需要给予皮下注射两次各0.1mL麻醉剂（稀释的2%利多卡因-肾上腺素溶液）。然后，在颏部涂抹一层薄薄的外用表面麻醉药膏。

皮肤填充剂的注射操作

患者成45°仰卧位，再次用酒精消毒颏部。将27G、1.25英寸的针头与含有填充剂的注射器固定牢固，避免注射时针头脱落。操作前可先推挤出少量的填充剂来为针头预充。医生站在患者的一侧进行操作。

将针头的根部置于颏部正中点稍下方，针头平放于皮肤表面并指向下唇方向，针尖应能够到达颏部的上界，以此来确定注射点的位置。此时，针头根部的位置即为注射点。针头以90°垂直于骨面进针，穿过皮肤和肌肉触及骨面后，针头后退约1mm，以点状注射技术进行注射填充。注射第一针填充剂后，针头略后退，重新调整角度再次进针，在与第一针相同的深度再次进行第二针的填充剂注射。随后，针头再次后退，调整进针角度后进行第三次填充剂注射。

根据形态美观需要，必要时可在第一个进针点的上外侧和/或下外侧重新调整进针角度，继续使用点状注射技术在骨膜上注射填充剂。

然后，医生用双手拇指按压颏部中央、边缘和外侧等外形欠佳、凹凸不平的区域，使填充剂均匀分布。填充量不足或漏填的区域，可再次进行线状注射填充以达到满意的效果。补充注射时的进针点可沿用之前的注射点（也可重新选点注射），然后再次用拇指按压，确保注射的填充剂均匀分布。

疗效维持时间

- 对于隆颏后出现的不对称，后续可通过再次注射0.2~0.3mL的填充剂来改善。

- 轻度后缩或扁平短小的颏部，通常需要0.6~0.8mL的填充剂，而中重度后缩或扁平短小的颏部，则需要1.3~1.5mL的填充剂。

- 通过植入假体来改善颏部的隆颏术，一直是颏部后缩的经典治疗方案；但本章所介绍的使用具有较强结构支撑力的填充剂进行隆颏的方式，不仅治疗创伤小，且也能够获得满意的治疗效果。

图8-6为颏部填充注射的分步操作步骤。图8-7和图8-8为相关的案例讲解。

图8-6　颏部填充注射的分步操作步骤

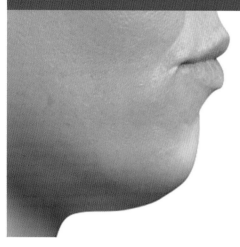
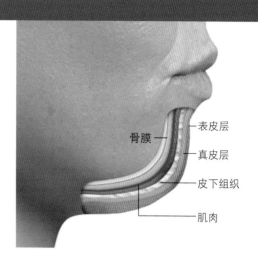

骨膜 ——

—— 表皮层

—— 真皮层

—— 皮下组织

—— 肌肉

步骤 1　**局部麻醉**

- 使用酒精消毒颏部的皮肤。
- 使用30G、0.5英寸的针头在皮下注射0.1mL（三角形颏部）或0.2mL（方形颏部）麻醉剂（稀释的2%利多卡因–肾上腺素溶液）。
- 在颏部皮肤上涂抹外用表面麻醉药膏。
- 15～30分钟后麻醉起效。
- 用酒精擦除表面麻醉药膏。

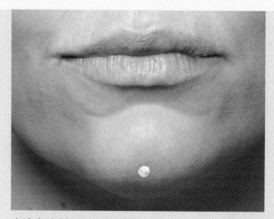

在该点注射0.1mL麻醉剂。

步骤 2　**确定第一个注射点的位置**

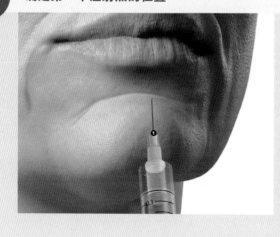

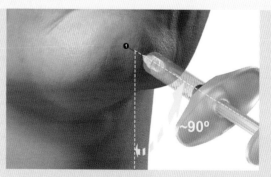

~90°

- 平行于颏部中线放置注射针头，针头的根部位于颏部正中点的稍下方，使针尖指向下唇方向。
- 第一个注射点的位置即在针头根部。

步骤 3 **进行第一次点状注射**

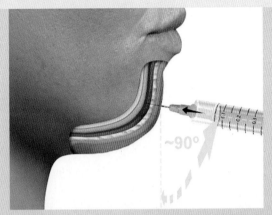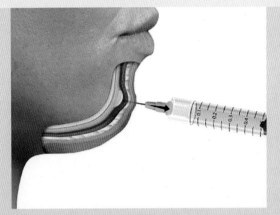

- 针尖刺入皮肤并依次通过表皮层、真皮层和皮下组织，当针尖触及骨面时后退1mm。

- 以持续稳定的注射压力推注填充剂，在骨膜表面进行点状注射，注意不要完全退出针头。

步骤 4 **进行第二次和第三次点状注射**

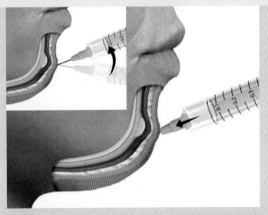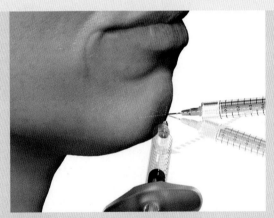

- 重新调整针头的角度，使其朝向颏部下缘，再次进针达骨面，针尖后退1mm，在与第一针相同的深度进行第二次点状注射。

- 稍退出针头，使针尖向颏部中心倾斜，再次进针达骨面后，针尖后退1mm，在与之前相同的深度进行第三次注射。

步骤 5

必要时进行点状补充填充

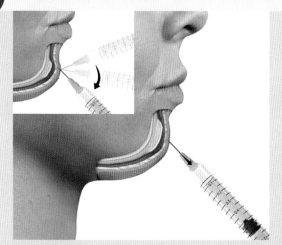
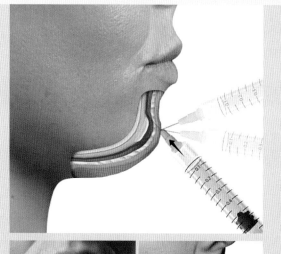
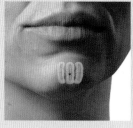
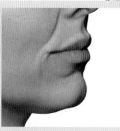

- 根据需要重新调整针头的进针角度（向上、向下、向内、向外），使用点状注射技术补充填充。

步骤 6

按压填充区域

- 将双手拇指放在颏部，检查并按压颏部中央、边缘和外侧等填充区域，使填充剂均匀分布。
- 对于填充不足或漏填的区域，必要时可在原进针点（也可重新选择进针点）再次进针，应用线状注射技术进行补充填充。

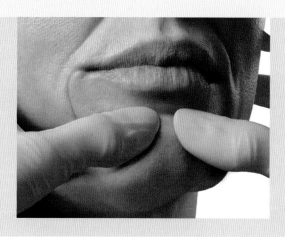

案例3

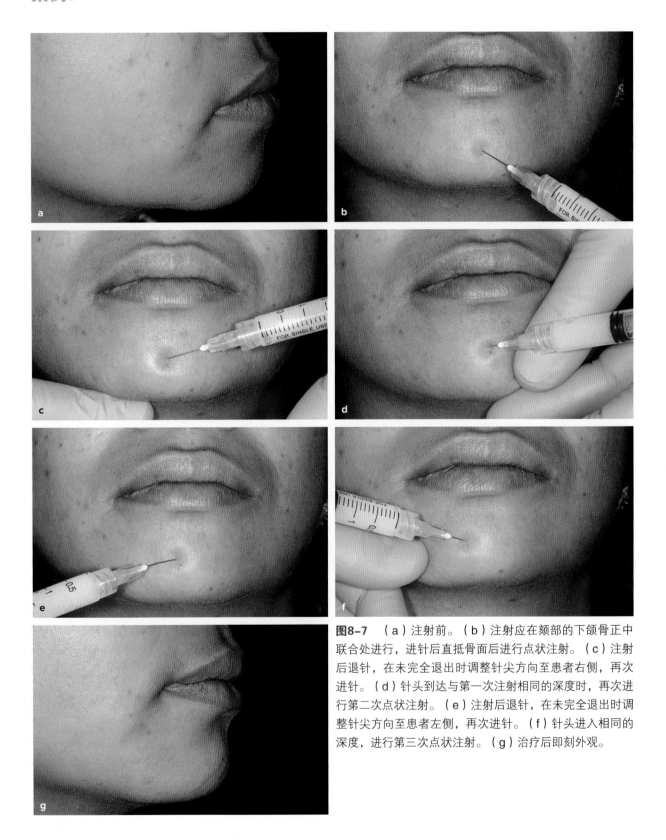

图8-7 （a）注射前。（b）注射应在颏部的下颌骨正中联合处进行，进针后直抵骨面后进行点状注射。（c）注射后退针，在未完全退出时调整针尖方向至患者右侧，再次进针。（d）针头到达与第一次注射相同的深度时，再次进行第二次点状注射。（e）注射后退针，在未完全退出时调整针尖方向至患者左侧，再次进针。（f）针头进入相同的深度，进行第三次点状注射。（g）治疗后即刻外观。

案例4

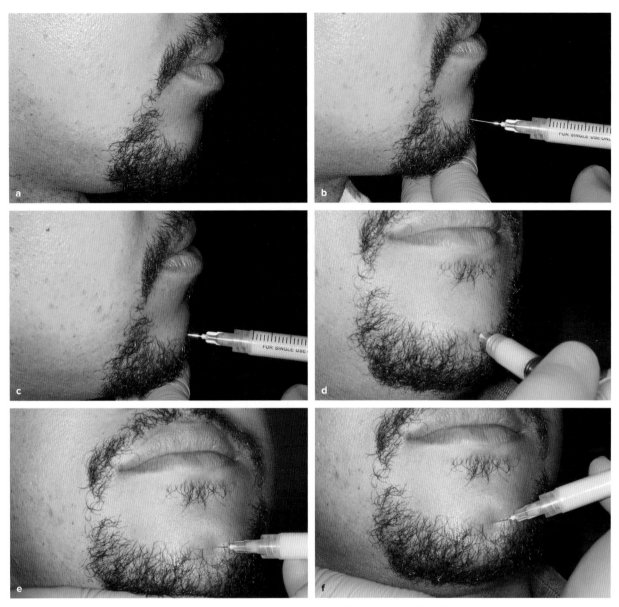

图8-8 （a）注射前。（b）注射应在颏部的下颌骨正中联合处进行。（c）进针后针头直抵骨面。（d）使用点状注射技术进行适量注射。（e）注射后退针，但不要完全退出，向患者右侧调整角度后重新进针。（f）将针头朝下，以便注射的填充剂均匀分布。针头的进针深度应与第一次相同。

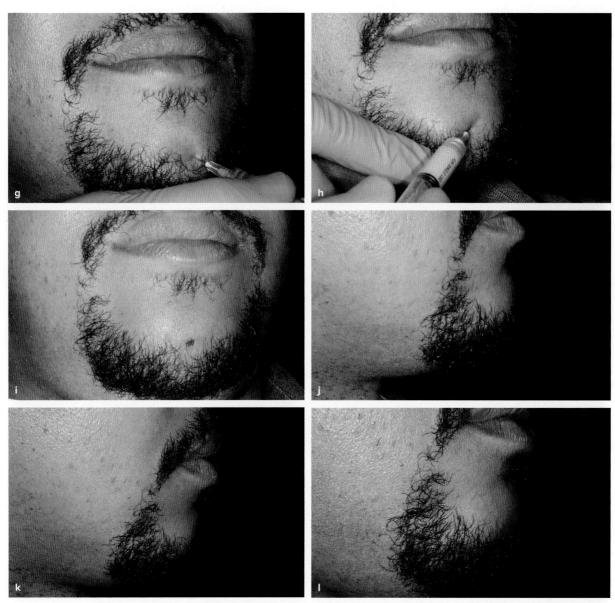

图8-8（续） （g）注射后退针，但不要完全退出，向患者右侧调整角度后重新进针。将针头朝上，以便注射的填充剂均匀分布。（h）注射后退针，但不要完全退出，向患者左侧调整角度后重新进针。将针头朝上，以便注射的填充剂均匀分布。（i和j）患者注射治疗后即刻的正面像和侧面像。（k和l）治疗前和治疗后，患者颏部的凸度得到明显改善，并与下唇的凸度保持协调。

9

黄灯治疗——
中级治疗操作
YELLOW-LIGHT PROCEDURES

中级治疗操作主要是针对颏唇沟两侧凹陷、颧颊区、眉间纹和瘢痕等区域的填充治疗。因本章的治疗操作更为复杂，故建议已掌握第8章初级治疗操作的医生进行本级别操作。与第8章类似，本章将首先介绍中级治疗操作的适应证、物品准备和技术要点。然后，图文并茂地介绍每步操作的内容和细节，使读者能够直观地掌握具体的操作方式。最后，以案例的形式向读者详细介绍每个操作步骤。注9-1列举了皮肤填充治疗的一般禁忌证，注9-2则列举了本章所讲解的中级治疗所需基本物品。

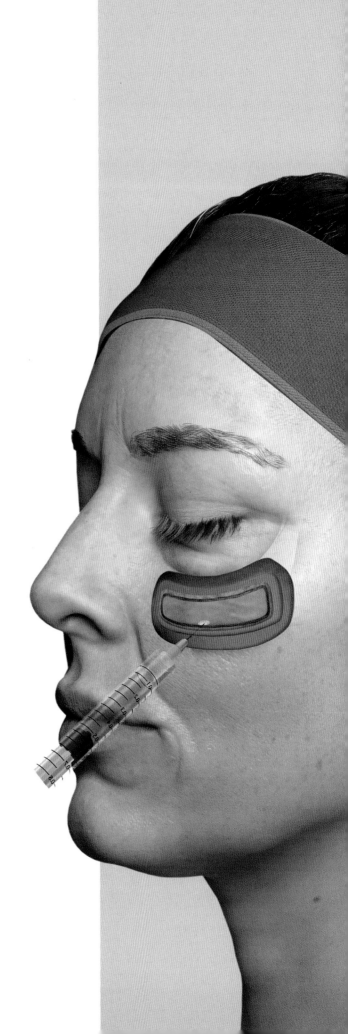

注9-1　一般禁忌证

- 有明确的过敏史
- 正处于严重的过敏期
- 对皮肤填充产品敏感或曾有过敏史
- 6个月内曾使用过异维A酸（Accutane，Roche）
- 局部皮肤萎缩
- 伤口愈合能力较差
- 治疗区域存在皮肤病
- 系统性疾病尚未有效控制
- 治疗区域存在感染
- 皮肤上有增生性瘢痕或瘢痕疙瘩
- 患有出血性疾病
- 处于孕期或哺乳期
- 患有躯体变形障碍
- 对治疗抱有不切实际的期望

注9-2　所需基本物品

- 酒精棉片
- 棉签
- 手持镜子
- 无菌手套
- 纱布（3英寸×3英寸）
- 记号笔或白色眼线笔

颏唇沟两侧凹陷

颏唇沟向两侧延伸的三角形凹陷是由口角下方和颏部上方的软组织容量缺失所造成的，其外侧界为木偶纹。随着面下部的不断衰老，颏唇沟向两侧延伸的凹陷会愈发明显，通常会给人一种顽固不化或伤春悲秋的印象。

适应证和禁忌证

- 对于需要同时恢复颏部或木偶纹区域的软组织容量和改善颏唇沟两侧凹陷的患者，恢复颏部或木偶纹区域的软组织容量有助于减轻颏唇沟两侧凹陷。
- 选择具有较大结构支撑力的皮肤填充剂将有助于改善面下部的组织流失。

麻醉剂和填充剂的准备

- 稀释的2%利多卡因–肾上腺素溶液（总计0.6mL）。
- 30G、0.5英寸的针头。
- 外用表面麻醉药膏，如将10%苯佐卡因、20%利多卡因、10%丁卡因和10%二甲亚砜（DMSO）混入Lipoderm基剂（美国专业配制中心）的复方制剂（非必需）。
- 建议使用的填充剂：
  - Juvéderm Voluma（Allergan）
  - Restylane Lyft（Galderma）
  - 富血小板血浆（PRP）
- 建议的填充剂量：
  - 轻度凹陷：0.8mL
  - 中重度凹陷：1.6mL

预防措施

- 应预先冰敷或使用表面麻醉来协助预防利多卡因浸润麻醉后引起的组织形变。

麻醉方法

麻醉前用酒精消毒颏唇沟两侧凹陷表面的皮肤。在颏唇沟两侧的皮下分3次注射0.1mL麻醉剂（稀释的2%利多卡因–肾上腺素溶液）。麻醉的起效时间为5~10分钟。

皮肤填充剂的注射操作

患者成60°仰卧位，用酒精再次消毒颏部术区。将30G、0.5英寸的针头与含有填充剂的注射器固定牢固，避免注射时针头脱落。操作前可先推挤出少量的填充剂来为针头预充。医生站在患者的一侧进行操作，将针头置于皮肤表面，使针头位于颏唇沟两侧凹陷的中外侧段，并指向凹陷的远端。此时针头的根部即为第一个进针点。将针头与皮肤成30°刺入，朝向木偶纹的方向进针，直至完全进针。然后，以小范围的扇形注射技术进行填充，采用逐步后退（但不完全退出）的线状注射技术小幅度在真皮深层缓慢均匀地推注填充剂。注意：当填充过浅时，皮肤表面易出现填充不均匀的现象。根据实际情况，可重复进行多次注射以达到预期的治疗效果。

随后，医生移至患者的另一侧，在患者对侧颏唇沟凹陷重复上述步骤。最后，医生将双手拇指置于填充区域，由中心向外周按压治疗区域，抚平填充不均匀的部位。

疗效维持时间

- 颏唇沟两侧凹陷填充的疗效维持时间取决于所选用的填充剂，但平均可以维持6~9个月。
- 对于顽固的颏唇沟两侧凹陷，往往需要行多次填充治疗。

图9-1为颏唇沟两侧凹陷填充注射的分步操作步骤。图9-2为相关的案例讲解。

图9-1 颏唇沟两侧凹陷填充注射的分步操作步骤

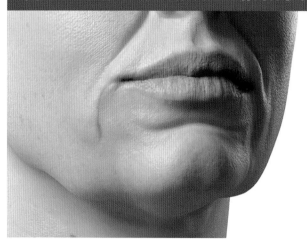
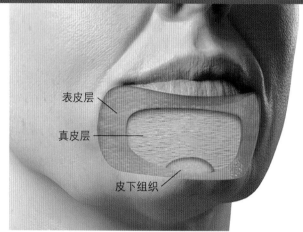

表皮层

真皮层

皮下组织

步骤 1

局部麻醉

- ◆ 使用酒精消毒颏唇沟两侧凹陷及其周围皮肤。
- ◆ 使用30G、0.5英寸的针头在颏唇沟两侧凹陷的周围皮下注射0.1mL麻醉剂（稀释的2%利多卡因–肾上腺素溶液）。
- ◆ 10分钟后麻醉起效。

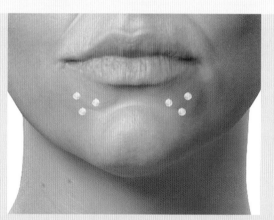

每个点注射0.1mL麻醉剂。

步骤 2

确定第一个注射点的位置

- ◆ 轻推注射器挤出少量填充剂来为针头预充。
- ◆ 将针头置于皮肤表面，针尖位于颏唇沟凹陷的中外侧段。
- ◆ 第一个注射点位于针头的根部。

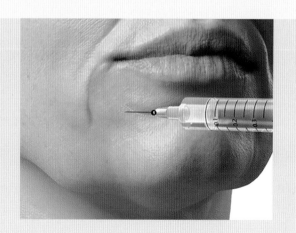

步骤 3 **进行线状注射**

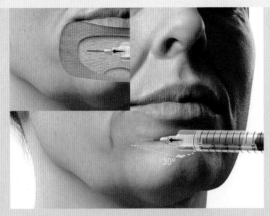 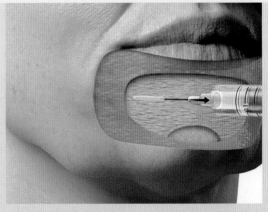

- 针头与皮肤成30°，沿着颏唇沟凹陷的走向刺入皮肤直至完全进针。

- 持续缓慢地推注填充剂，在真皮深层做线状注射，边退针边注射。注意退针时避免针头从皮肤内完全退出。

步骤 4 **进行扇形注射**

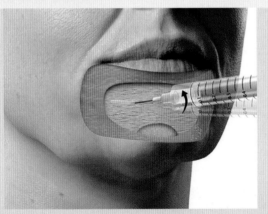 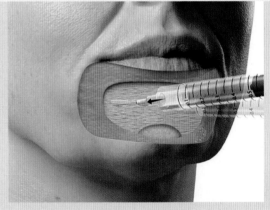

- 重新调整进针角度，再次完全推进针头。
- 在真皮深层做线状注射。

- 重复进行扇形注射，将填充剂朝向下颌缘方向注射形成一个弧形区域。

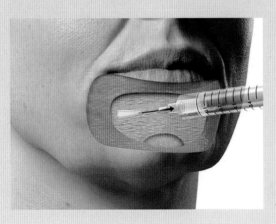

- 当凹陷区域被完全填充后，将针头全部退出。

步骤 5　继续进行扇形注射

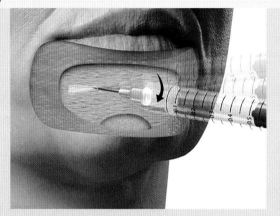 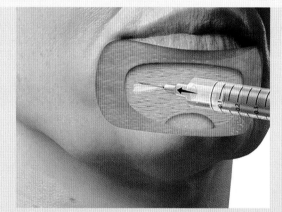

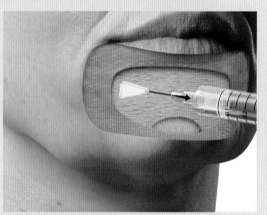

- 将针头转向下唇方向，重复步骤3和步骤4直至达到预期效果。

步骤 6　按压治疗区域

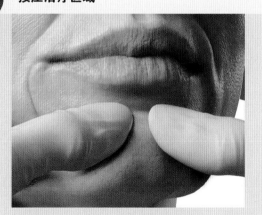

- 将双手拇指置于填充区的皮肤表面，由中心向两侧轻柔按压治疗区域，以抚平小的肿块及填充不均匀的部位。

步骤 7　在对侧重复步骤2～步骤4

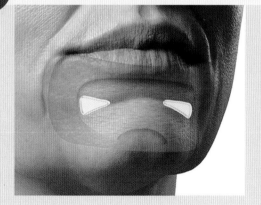

案例1

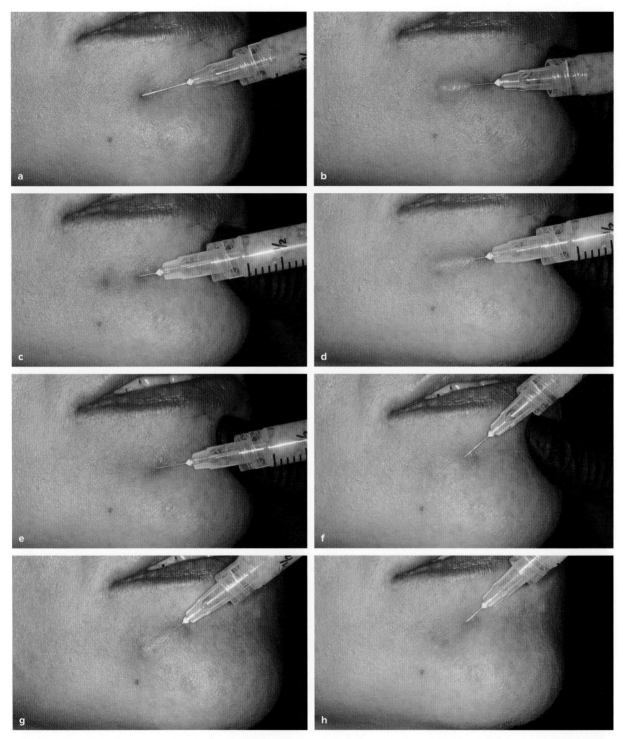

图9-2 （a）定位第一个注射点，将针头沿着颏唇沟凹陷的走向放置，使针尖与凹陷的远端对齐。此时，针头的根部即为第一个进针点。（b）将针头完全刺入做线状注射，边退针边注射。（c）在距第一个注射点一个针头长度的位置进行第二针注射。（d）沿着凹陷的走向进行线状注射。（e）在第二针注射结束时，将针头后退但不完全退出。（f）将针头向下旋转45°，目的是采用扇形注射技术填充凹陷周围的组织。（g）针头完全刺入。（h）做线状注射，边退针边注射。

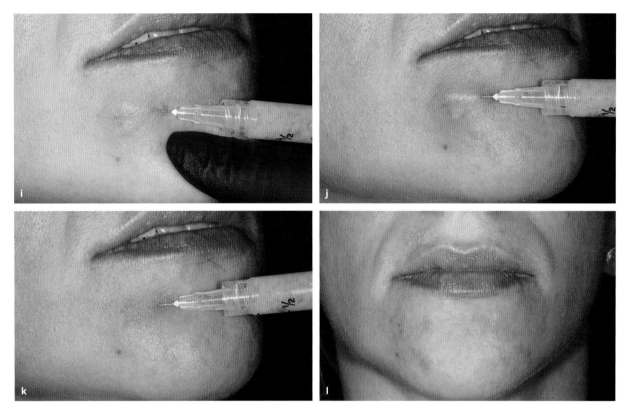

图9-2（续） （i）将针头向上旋转45°重新定位后再次完全进针。（j）做线状注射，边退针边注射。（k）退出针头后，在对侧以同样的方式进行填充。（l）治疗后即刻外观。

颧颊部填充

相较于面部其他区域，颧颊部区域的扁平和凹陷更容易给人以衰老、沧桑的感觉。

适应证和禁忌证

• 如果患者需要同时进行鼻唇沟和颧颊部填充，建议首先进行颧颊部填充，因为面中部组织容量的恢复能同时改善鼻唇沟的外观。

麻醉剂和填充剂的准备

• 稀释的2%利多卡因-肾上腺素溶液（总计0.6mL）。
• 30G、0.5英寸的针头。

• 28G、0.75英寸的针头。
• 外用表面麻醉药膏，如将10%苯佐卡因、20%利多卡因、10%丁卡因和10%二甲亚砜（DMSO）混入Lipoderm基剂（美国专业配制中心）的复方制剂。
• 建议使用的填充剂：
  – Juvéderm Voluma（Allergan）
  – Belotero Balance（Merz North America）
  – Radiesse（Merz North America）
  – Restylane Lyft（Galderma）
  – Sculptra（Galderma）
  – 富血小板血浆（PRP）
• 建议的填充剂量：
  – 2～2.6mL

图9-3 颧颊部填充注射的分步操作步骤

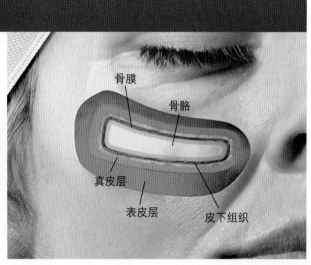

骨膜
骨骼
真皮层
表皮层
皮下组织

预防措施

• 可以预先进行冰敷或使用表面麻醉来协助预防利多卡因浸润麻醉引起的组织形变。

麻醉方法

麻醉前用酒精消毒双侧颧颊部及周围皮肤。在皮下注射麻醉剂（稀释的2%利多卡因-肾上腺素溶液）0.6mL（每侧3个注射点，每个点注射0.1mL）。麻醉的起效时间为5~10分钟。

皮肤填充剂的注射操作

患者成60°仰卧位，再次用酒精消毒颧颊部皮肤。将28G、0.75英寸的针头与含有填充剂的注射器固定牢固，避免注射时针头脱落。医生站在患者的一侧进行操作，操作前可先推挤出少量的填充剂来为针头预充。

颧颊沟与颧骨下缘的交点为第一个注射点，针头与皮肤成45°进针，刺入皮肤直达颧骨骨面，退针1~2mm，以点状注射技术进行注射填充。在近骨膜层（针尖完全穿透软组织）注射0.2~0.3mL填充剂，或在软组织层（针尖穿透软组织全层厚度的

一半）注射0.1mL填充剂。达到预期填充效果后，将针头完全退出。需注意，在退针过程中切勿将填充剂注射至真皮层内。

第二个注射点位于颧骨下缘，在第一个注射点的后外侧约1cm处；而第三个注射点位于第二个注射点的上外侧约1cm处。完成3次注射后即完成第一轮注射，接下来为第二轮注射。第二轮的注射方式与第一轮相类似。第四个注射点位于第一个注射点的上内侧约1cm处，第五个注射点位于第四个注射点的上外侧约1cm处。如果触诊发现局部填充不足，则可对该区域采用相同的注射方式进行追加注射。完成注射后，用双手拇指由中心向外周水平按压注射区域，充分抚平填充剂。

疗效维持时间

• 颧颊部填充的疗效维持时间取决于所选用的填充剂，但平均可以维持6~9个月。

• 对于颧颊部填充后出现的面部左右不对称，需进行后续的补充填充。

图9-3为颧颊部填充注射的分步操作步骤。图9-4为相关的案例讲解。

步骤 1

局部麻醉

- 使用酒精消毒颧颊部及其周围皮肤。
- 使用30G、0.5英寸的针头在皮下注射0.1mL麻醉剂（稀释的2%利多卡因-肾上腺素溶液）。
- 10分钟后麻醉起效。

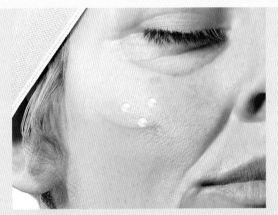

每个点注射0.1mL麻醉剂。

步骤 2

确定第一个注射点的位置

- 使用手术记号笔标画出颧骨下缘。
- 找到颧骨下缘与颧颊沟的交点即为第一个注射点。

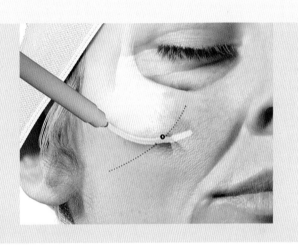

步骤 3

进行点状注射

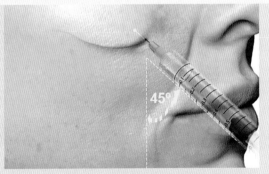

- 针头与皮肤成45°，进针后直达骨面。

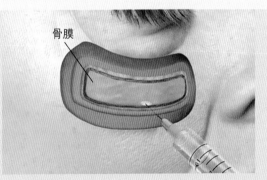

骨膜

- 将针头后退1~2mm，以持续稳定的注射压力做点状注射。
- 退针时需停止注射，避免将填充剂注射至真皮层。

步骤 4   **确定第二个注射点的位置**

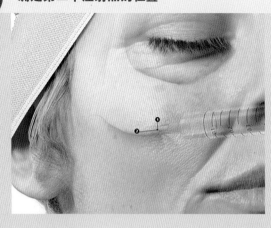

• 第二个注射点位于颧骨下缘，在第一个注射点的后外侧约1cm处。

步骤 5   **在第二个注射点进行点状注射**

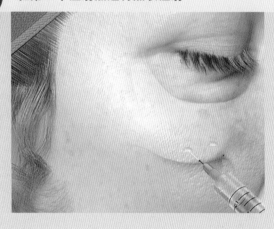

• 针头与皮肤成45°，进针后直达骨面。

• 将针头后退1~2mm，以持续稳定的注射压力做点状注射。

• 退针时需停止注射，避免将填充剂注射至真皮层。

步骤 6   **确定第三个注射点的位置**

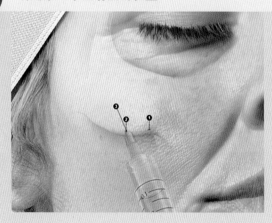

• 第三个注射点位于第二个注射点的上外侧约1cm处。

步骤 7

在第三个注射点进行点状注射

- 针头与皮肤成45°，进针后直达骨面。
- 将针头后退1～2mm，以持续稳定的注射压力做点状注射。
- 退针时需停止注射，避免将填充剂注射至真皮层。

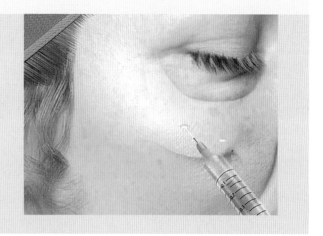

步骤 8

按压填充区域

- 将双手拇指置于皮肤表面，由中心向外周沿水平方向抚平按压治疗区域。
- 按压过程发现填充不足或漏填的区域，按照步骤3进行小剂量补注，直至填充剂均匀分布。

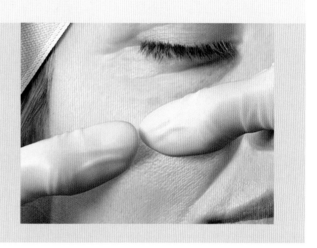

步骤 9

以同样的方法填充对侧颞颊区

- 重复步骤2～步骤8进行对侧颞颊区的填充治疗。

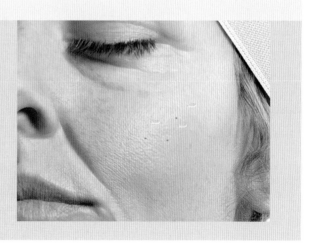

案例2

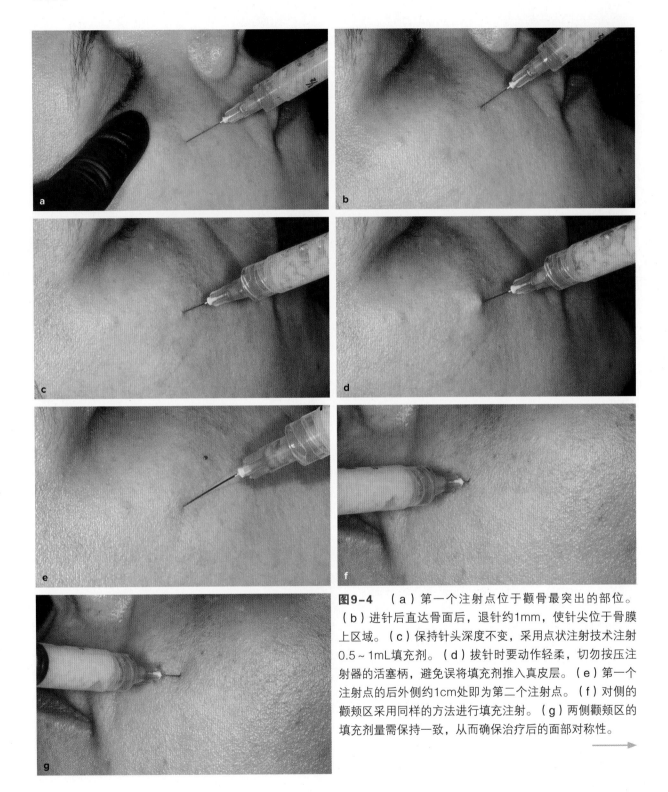

图9-4 （a）第一个注射点位于颧骨最突出的部位。（b）进针后直达骨面后，退针约1mm，使针尖位于骨膜上区域。（c）保持针头深度不变，采用点状注射技术注射0.5~1mL填充剂。（d）拔针时要动作轻柔，切勿按压注射器的活塞柄，避免误将填充剂推入真皮层。（e）第一个注射点的后外侧约1cm处即为第二个注射点。（f）对侧的颧颊区采用同样的方法进行填充注射。（g）两侧颧颊区的填充剂量需保持一致，从而确保治疗后的面部对称性。

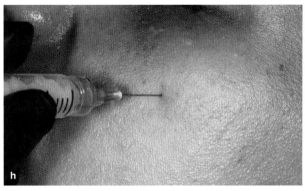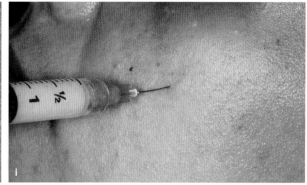

图9-4（续） （h）对侧的第一个注射点的后外侧1cm处即为第二个注射点，在该点进行点状注射。（i）拔针时要动作轻柔，切勿按压注射器的活塞柄，避免误将填充剂推入真皮层，同时比较面部两侧的对称性。

眉间纹

眉间纹（也称皱眉纹、川字纹）是患者在微笑、大笑或皱眉时动态产生的，在眉间垂直纵向延伸的皱纹。动态性眉间纹会逐渐演变成静态性眉间纹，即在面部无表情时也仍然存在。有眉间纹的患者给人顽固不化、情绪易怒的感觉。

适应证和禁忌证

- 如果眉间纹是因肌肉过度运动而产生的，则首选肉毒毒素进行注射治疗。皮肤填充剂更适合治疗改善静态性眉间纹。
- 可借助表面麻醉或冰敷的方式减轻眉间纹注射治疗时的疼痛感。
- 在每条眉间纹的真皮中层内进行线状注射，一般采用从上至下的方式进行填充，进针注射的次数由针头的长度和眉间纹的长度共同决定。
- 动态性眉间纹是由眉间复合肌群的过度收缩而形成的。注射肉毒毒素不仅能有效减弱眉间复合肌群的收缩力，还能为填充治疗静态性眉间纹创造良好的条件。肉毒毒素的注射可以与填充治疗同时进行，甚至在填充治疗后进行，但最佳的治疗时机是在皮肤填充治疗的2周前。静态性眉间纹的填充治疗可在患者进行换肤术和胶原蛋白刺激术（剥脱性/非剥脱性激光、皮肤磨削和化学换肤）等侵入性较强的治疗恢复后进行，或与侵入性较轻的美容治疗同期（或在其之前）进行。

麻醉剂和填充剂的准备

- 麻醉剂：0.5g外用表面麻醉药膏，如将10%苯佐卡因、20%利多卡因、10%丁卡因和10%二甲亚砜（DMSO）混入Lipoderm基剂（美国专业配制中心）的复方制剂。
- 30G、0.5英寸的针头。
- 建议使用的填充剂：
  - Juvéderm（Allergan）
  - Teosyal RHA 2（Teoxane）
- 建议的填充剂量：
  - 0.2～0.3mL

预防措施

- 应使用30G、0.5英寸的针头来治疗眉间纹，眉间纹的填充治疗可能会出现组织缺血和血管栓塞等并发症。
- 为了避免过度填充、血管栓塞等导致的组织缺血、组织坏死，甚至是动脉损伤（视网膜动脉栓塞）造成的失明等严重并发症，建议采用边退针边注射的方式，进行缓慢、轻柔、少量填充治疗。

图9-5 眉间纹填充注射的分步操作步骤

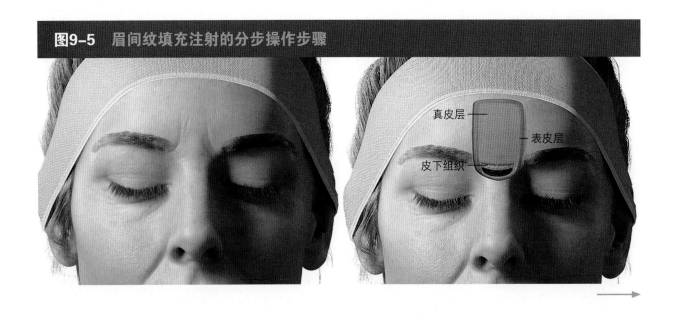

真皮层

表皮层

皮下组织

麻醉方法

用酒精消毒眉间纹及周围皮肤，薄涂一层外用表面麻醉药膏（0.5g）。15～30分钟后用酒精擦除表面麻醉药膏。

皮肤填充剂的注射操作

患者成60°仰卧位，医生站于患者身后，再次用酒精消毒眉间纹区域。将30G、0.5英寸的针头与含有填充剂的注射器固定牢固，避免注射时针头脱落。操作前可先推挤出少量的填充剂来为针头预充。

将针头朝下与皮肤成30°刺入，直至针头全部进入真皮中层内，沿眉间纹的走向采用逐步后退的线状注射技术缓慢推注填充剂。如果填充量不足，则在第一个注射点下方约0.5英寸处（约1.3cm）再次进针，以相同的方式进行补充注射。注射后，将双手拇指于眉间纹的两侧进行按压，使填充剂均匀

分布。注意：出现组织缺血时须立即采取相应的紧急治疗措施（见第4章）。随后，以相同的方式治疗对侧的眉间纹。

疗效维持时间

• 皮肤填充治疗眉间纹的效果通常可维持9～12个月。

• 填充治疗后仍持续存在的皱纹和局部凹陷是由组织容量不足引起的，可通过二次补充注射来改善。

• 对于动态性眉间纹，配合注射肉毒毒素会取得更好的疗效。

• 可借助换肤术和胶原蛋白刺激术来改善肉毒毒素及皮肤填充剂联合治疗后仍持续存在的浅层静态性眉间纹。

图9-5为眉间纹填充注射的分步操作步骤。图9-6为相关的案例讲解。

步骤 1

局部麻醉

- 使用酒精消毒眉间纹及其周围皮肤。
- 在治疗区域涂抹表面麻醉药膏。
- 15~30分钟后麻醉起效。
- 用酒精擦除表面麻醉药膏。

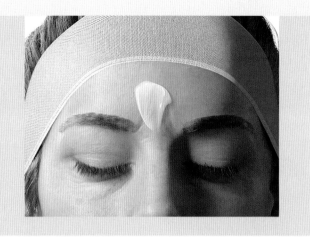

步骤 2

确定注射点位数

- 注射点位数取决于眉间纹的长度和数量。

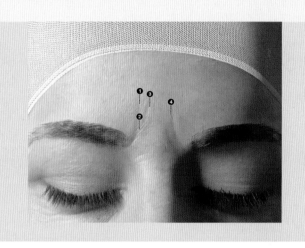

步骤 3

确定第一个注射点的位置

- 每条眉间纹的第一个注射点均位于皱纹的最上端。

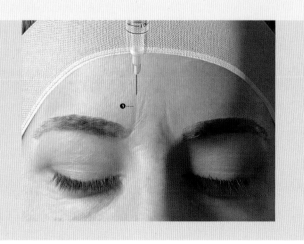

步骤 4 进行线状注射

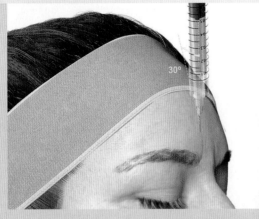
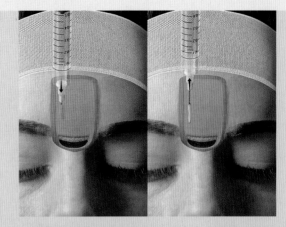

- 针头与皮肤成30°，自上向下刺入皮肤直至针头完全进针。

- 持续缓慢地推注填充剂，在真皮中层做线状注射，边退针边注射。

步骤 5 必要时进行第二次线状注射

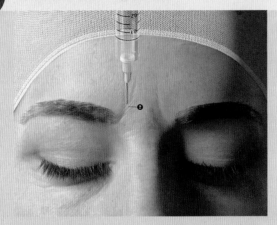
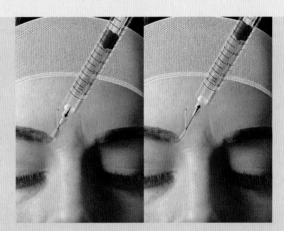

- 如果眉间纹太长或有一定弧度，则可进行第二次线状注射。
- 第二个注射点位于第一个注射点下方约一个针头长度的位置。

- 在真皮中层沿着眉间纹的走向进行线状注射。

步骤 6

重复步骤4和步骤5依次填充每条眉间纹

- 注射的次数取决于眉间纹的长度和数量。

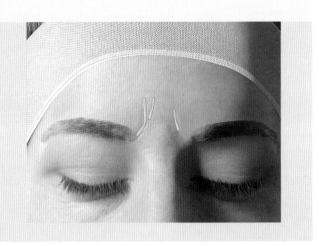

步骤 7

按压治疗区域

- 将双手拇指置于每条眉间纹的两侧，轻柔按压使填充剂均匀分布。

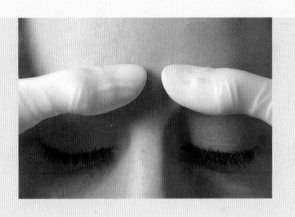

案例3

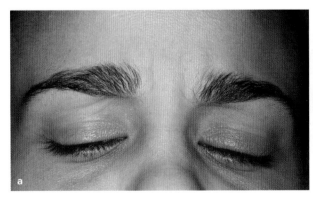
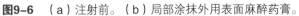
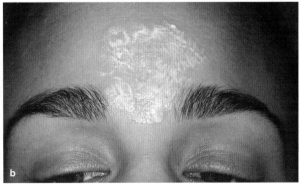

图9-6　（a）注射前。（b）局部涂抹外用表面麻醉药膏。

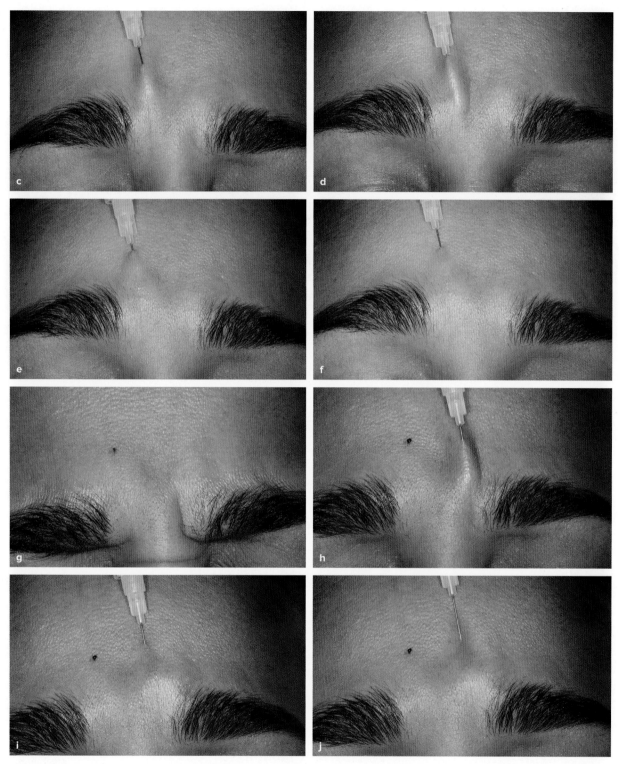

图9-6（续） （c）必须沿着眉间纹的走向进行真皮中层填充。注意：不要注射过深，以免将填充剂注射至血管内。（d）于第一个注射点进针，直至针头完全进针。（e和f）采用边退针边注射的方式进行线状注射。（g）与对侧未治疗的眉间纹相比，填充效果十分显著。（h）采用相同的方式治疗对侧眉间纹。（i）针头应几乎平行于皮肤进针，避免进针角度过大将填充剂注射至皮下组织。（j）注射后可见填充效果明显。

图9-6（续） （k）进行局部微调后完成治疗。

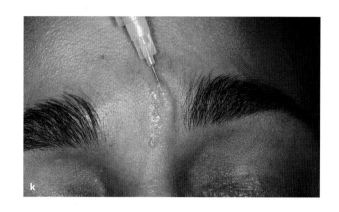

瘢痕

萎缩性瘢痕由纤维组织（通常位于皮下组织内）组成，可出现在面部的任何区域，表现为窄而深的凹陷（称为冰锥型瘢痕），或呈现出圆滑的弧形边界。

适应证和禁忌证

- 皮肤填充剂可有效治疗因痤疮、外伤、手术或水痘等原因导致的萎缩性凹陷性瘢痕，这些瘢痕通常的表现为外形圆滑、结构疏松、质地柔软且可能出现增生。
- 皮肤填充剂不适合治疗冰锥型瘢痕和质韧性瘢痕（此类瘢痕少有增生）。
- 对于浅表的凹陷性瘢痕，填充治疗可在患者行侵入性较强的换肤术和胶原蛋白刺激术（剥脱性/非剥脱性激光、皮肤磨削和化学换肤）等治疗恢复后进行，或与侵入性较轻的美容治疗同期（或在其之前）进行。
- 质韧性瘢痕在行手术切除后也可进行皮肤填充治疗。

麻醉剂和填充剂的准备

- 麻醉剂：0.5g外用表面麻醉药膏，如将10%苯佐卡因、20%利多卡因、10%丁卡因和10%二甲亚砜（DMSO）混入Lipoderm基剂（美国专业配制中心）的复方制剂。

- 30G、0.5英寸的针头。
- 建议使用的填充剂：
  - Bellafill（Suneva Medical）
  - Restylane（Galderma）
  - Juvéderm（Allergan）
  - 富血小板血浆（PRP）
- 建议的填充剂量：
  - 0.3～0.4mL

预防措施

- 应使用30G、0.5英寸的针头（推注出来的填充剂较为纤细）来治疗凹陷性瘢痕。
- 为了避免过度填充或血管栓塞（可导致组织缺血坏死），建议采用边退针边注射的方式，在皮内进行缓慢、轻柔、少量的填充治疗。

麻醉方法

用酒精清洁消毒瘢痕区域，涂抹一层表面麻醉药膏（0.5g）。15分钟后用酒精擦除表面麻醉药膏。

皮肤填充剂的注射操作

患者成60°仰卧位，医生站于患者的瘢痕侧进行操作，再次用酒精消毒治疗区域。将30G、0.5英寸的针头与含有填充剂的注射器固定牢固，操作前先推挤出少量的填充剂来为针头预充。选择瘢痕的一侧

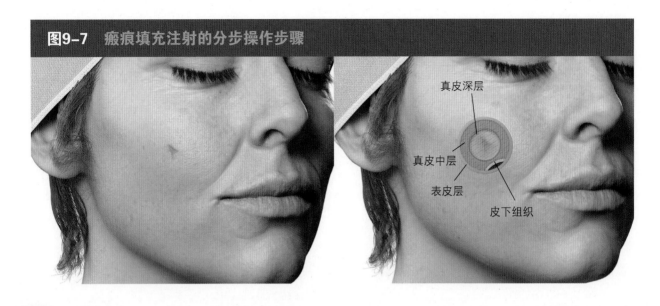

图9-7　瘢痕填充注射的分步操作步骤

真皮深层
真皮中层
表皮层
皮下组织

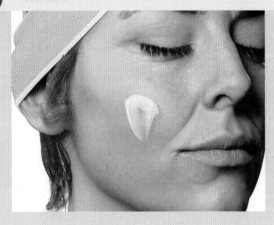

步骤 1　**局部麻醉**

- 使用酒精消毒瘢痕及其周围皮肤。
- 在治疗区域涂抹表面麻醉药膏。
- 15～30分钟后麻醉起效。
- 用酒精擦除表面麻醉药膏。

作为第一个注射点，且注射点的位置略超出瘢痕的范围。针头与皮肤成15°，从瘢痕外侧进针至瘢痕中心，采用逐步后退的线状注射技术在真皮浅层至中层缓慢推注填充剂。注射时应观察针头在皮肤内的深度，如果针尖可见，应将针头转向至更深的层次，避免注射层次过浅。在针头完全退出前，采用扇形注射技术进行顺时针的小剂量注射，使填充剂均匀分布。如果填充剂在瘢痕的边缘过度堆积，则应停止注射。

　　可在第一个进针点进行多次重复注射直至充分填充，于第一个注射点的对侧确定第二个注射点，重复上述过程进行扇形填充。根据治疗区域的面积大小，可以在前两次注射点之间的1/4处进行两次类似的逆时针扇形注射填充。最后，手指置于

口内，与口外的棉签一同轻轻地按压治疗区域的皮肤，使填充剂均匀分布。注意：出现组织缺血时须立即采取相应的紧急治疗措施。

疗效维持时间

- 皮肤填充治疗瘢痕的效果通常可维持6～9个月。
- 治疗后按压抚平瘢痕区的填充剂，有助于防止出现结节。
- 在复诊时按压不平整的结节也可改善填充效果。

　　图9-7为瘢痕填充注射的分步操作步骤。图9-8和图9-9为相关的案例讲解。

步骤 2

确定第一个注射点的位置

- 第一个注射点位于瘢痕的一侧，且略超出瘢痕的范围。

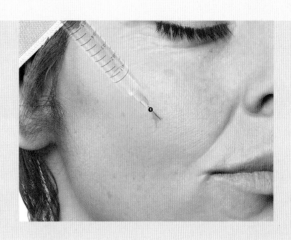

步骤 3

进行线状注射

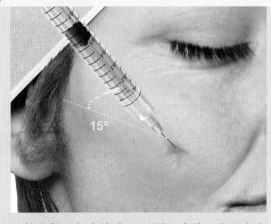

- 针头朝下与皮肤成15° 刺入皮肤，直至完全进针。

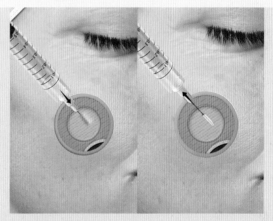

- 持续缓慢地推注填充剂，在真皮中层做线状注射技术，边退针边注射。

步骤 4 进行扇形注射

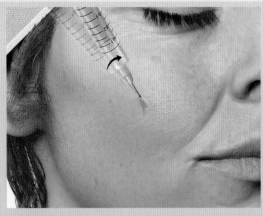

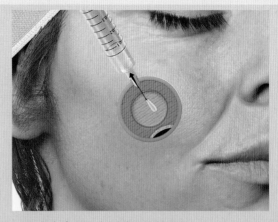

- 沿顺时针方向调整进针角度和进针方向，再次将针头全部刺入皮下。

- 在真皮浅层和中层进行线状注射。

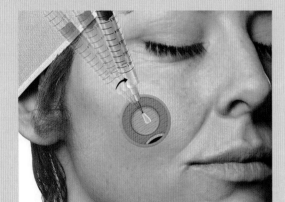

- 继续沿顺时针调整针尖方向进行扇形注射，直至完成瘢痕一半区域的填充。
- 确保皮肤填充剂的均匀分布。

步骤 5 必要时增加注射点

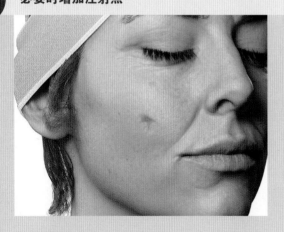

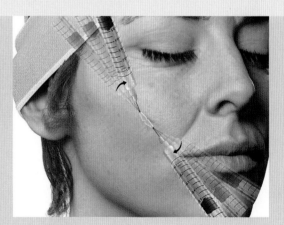

- 对于较大的瘢痕，可在与第一个注射点和第二个注射点连线的90°位置增加两个相对的注射点。

步骤 6　　**按压治疗区域**

♦ 一根手指置于口内，另一只手持棉签在皮肤表面按压瘢痕及其周围区域，以抚平小的肿块及填充不均匀的部位，确保填充剂均匀分布。

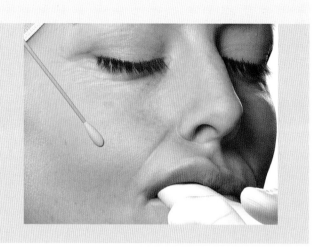

案例4

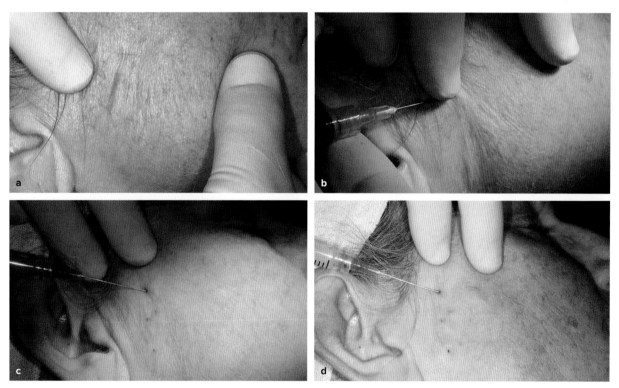

图9-8　（a）注射前。可见瘢痕致使真皮层与深层的肌肉筋膜粘连，从而导致皮肤运动受限。（b）使用比注射钝针略粗的针头刺破皮肤。（c）将注射钝针沿穿刺孔进针。（d）钝针针头进入的层次应位于真皮层和肌肉筋膜之间。

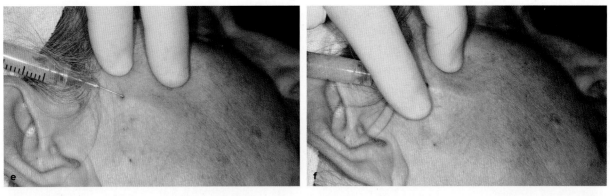

图9-8（续） （e）使用钝针可确保皮肤的完整性，同时扇形摆动针头松解粘连组织。（f）使用扇形技术注射填充剂直至瘢痕底部得到充分填充，皮肤恢复至原有的高度。

案例5

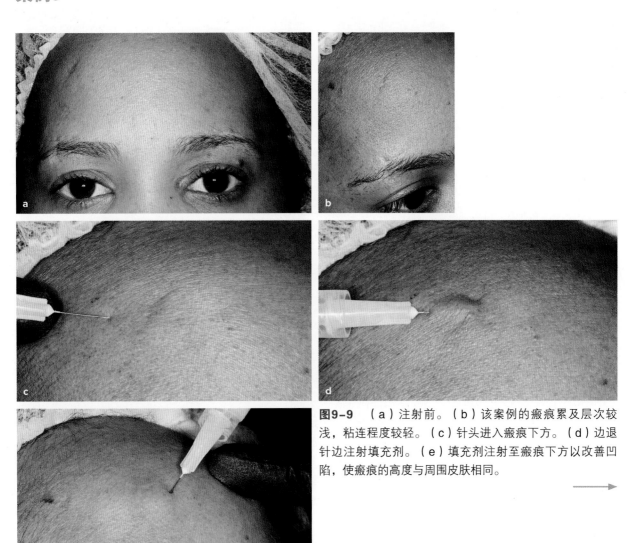

图9-9 （a）注射前。（b）该案例的瘢痕累及层次较浅，粘连程度较轻。（c）针头进入瘢痕下方。（d）边退针边注射填充剂。（e）填充剂注射至瘢痕下方以改善凹陷，使瘢痕的高度与周围皮肤相同。

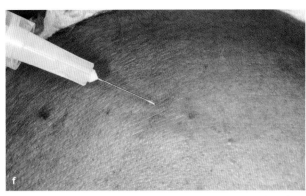

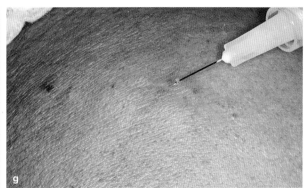

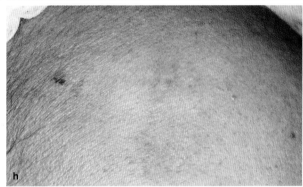

图9-9（续） （f和g）进行小剂量注射直至皮肤平整。
（h）注射治疗后。

红灯治疗——
高级治疗操作
RED-LIGHT PROCEDURES

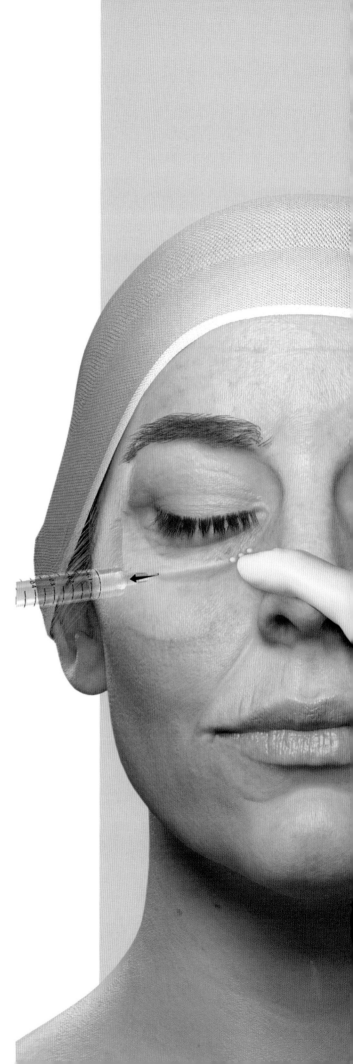

　　高级治疗操作是指唇红缘、唇部、人中嵴、唇纹和泪沟等部位的治疗。这些部位的治疗被定义为红灯治疗，是因为它们具有极高的挑战性。在医生完全掌握本章所使用的每种注射技术并对自己的面部血管解剖知识有充分信心之前，不建议进行这些治疗。唇部是面部皮肤填充剂注射时对疼痛最敏感的部位，需要用到口腔医生都十分熟悉的操作——阻滞麻醉来控制疼痛。与其他任何部位相比，为避免出现无法掩饰的不对称外观，唇部区域的治疗需要精细的操作技术和准确的填充剂量。此外，由于眶周的组织厚度较薄，该部位存在较高的血管损伤风险，需要高度警惕避免填充剂注射进入眼球导致不可逆性失明。强烈建议读者在进行本章所述的治疗之前，先阅读第4章关于预防和处理并发症的内容。另外，开始本章所述的治疗之前也需要掌握第8章和第9章中介绍的注射方法并具备一定的注射经验。

　　注10-1列举了皮肤填充治疗的一般禁忌证，注10-2则列举了本章所讲解的高级治疗所需基本物品。

唇红缘

　　唇红缘（也称为唇线或唇缘）为上唇皮肤（角化上皮）和红唇黏膜（角化程度较低的粉红色干/湿黏膜区域）之间的过渡。

适应证和禁忌证

- 需要患者反复的评估和观察唇部（及口周区域），以便患者和医生能够确认哪些美学变化是可以通过填充注射来实现的。
- 必须和患者强调，注射填充不能改变、只能改善唇部的解剖学结构外形；用填充剂改善唇部轮廓的方法是将填充剂注射到唇红缘处，勾勒出唇部边界的曲线和形状。
- 同时恢复唇红缘和唇部的软组织容量缺失，有助于改善需要这两种填充治疗的患者状况。
- 上唇菲薄的患者不建议进行唇红缘的填充治疗，避免唇部出现鸭嘴状的前突外形。

麻醉剂和填充剂的准备

- 稀释的2%利多卡因-肾上腺素溶液（总计2.6mL）：
  - 上唇：1.2mL
  - 下唇：1.2mL
  - 两侧口角：0.2mL
- 27G、0.25英寸的针头。
- 30G、0.5英寸的针头。
- 外用表面麻醉药膏，如将10%苯佐卡因、20%利多卡因、10%丁卡因和10%二甲亚砜（DMSO）混入Lipoderm基剂（美国专业配制中心）的复方制剂。
- 建议使用的填充剂：
  - Teosyal RHA 2（Teoxane）
  - Restylane Silk（Galderma）
  - Juvéderm Ultra XC（Allergan）
  - Juvéderm Volbella（Allergan）
  - 富血小板血浆（PRP）
- 建议的填充剂量：
  - 上唇和下唇的唇红缘：0.6～0.8mL
  - 上唇内侧缘：0.3～0.4mL

预防措施

- 与面部其他区域不同，仅用含有利多卡因的填充剂无法对唇部和唇红缘进行有效的麻醉。
- 在口周区域进行环形阻滞麻醉时需要较大的麻醉剂量。
- 双侧唇部需要填充等量的填充剂，防止出现明显的不对称；然而，术后即刻出现的唇部水肿可能会妨碍评估和观察的准确性，那么只能等到患者再来复诊时才能看到实际的填充效果。

- 上唇外侧区域的过度填充以及填充剂扩散至唇外侧皮肤或唇内侧黏膜，都会导致唇部轮廓的偏移。

麻醉方法

唇部彻底卸妆，然后用酒精棉片再次清洁消毒唇部及口周皮肤。由于上唇对疼痛敏感，应在注射部位预先用20%苯佐卡因行表面麻醉。随后进行唇部的环形阻滞麻醉，上唇和下唇各使用1.2mL的2%利多卡因–肾上腺素溶液；两侧口角使用总容量为0.2mL的2%利多卡因–肾上腺素溶液。麻醉的起效时间为3~5分钟（关于进行唇部环形阻滞麻醉的详细操作，请参阅第2章）。

皮肤填充剂的注射操作——上唇唇红缘填充剂注射技术

患者成60°仰卧位，再次用酒精消毒唇部术区。将30G、0.5英寸的针头与含有填充剂的注射器固定牢固，确保填充时针头不会滑落。

医生站在患者的一侧，将针头指向唇珠放在唇红缘上，使针尖位于同侧唇峰处；此时，针头的根部为第一个注射点。医生可先从针尖推挤出少量的填充剂来为针头预充，确保针头通畅，然后与皮肤成30°刺入唇红缘，沿着唇峰的走向、向唇珠的方向进针直至针头完全没入。随后开始退针，在退针的同时，以持续稳定的注射压力做线状注射，将填充剂稳定均匀地填充至唇红缘区域。

第二个注射点位于第一个注射点外侧一个针头长度的位置。针头再次预充后，将针头刺入唇红缘，使针尖到达与第一次注射的填充线相接的位置，退针的同时将填充剂线状填充到唇红缘。

第三个注射点位于第二个注射点外侧一个针头长度的位置。针头预充后，将针头刺入唇红缘，使针尖到达与第二次注射的填充线相接的位置，退针的同时将填充剂线状填充到唇红缘。

医生用拇指和食指由中间向外侧移动按压唇部，以抚平未均匀分布的填充剂。

用水先润湿唇部，然后再用手指轻轻拉动，可以抚平填充剂较难按压推动的区域。但是，这样的操作通常会加重该区域的术后肿胀和淤青。

随后，医生移至患者的另一侧，在对侧的唇红缘重复上述操作过程。

皮肤填充剂的注射操作——下唇唇红缘填充剂注射技术

患者的术前准备与上唇唇红缘的注射填充相同，医生站在患者的一侧。医生所站侧的下唇口角处为第一个注射点。针头与皮肤成30°刺入唇红缘，沿唇红缘向中线方向进针直至针头完全没入。以持续稳定的注射压力做线状注射，边退针边注射。第二个注射点位于第一个注射点的内侧，两个注射点间隔一个针头的长度。

第二针进针的位置位于第一针完全进针时针尖的位置，针头在此处向中线方向进针直至针头完全没入，采用线状注射技术继续填充唇红缘。按照第二针的操作方法，接着注射第三针填充剂至唇红缘。第三次注射后，医生对下唇进行按压塑形，将注射至唇红缘以外区域的填充剂推挤至唇红缘，同时抚平小的肿块和结节。

再次从中间向外侧移动按压下唇，这有助于填充剂的均匀分布。然后，医生移至患者的另一侧，对另一侧的下唇唇红缘进行三针注射填充。最后，观察是否存在漏填的区域，应补注填充剂来消除这些漏填的区域。

疗效维持时间

- 唇部的注射填充一般能够维持6~9个月。

图10-1和图10-2为上唇和下唇唇红缘填充注射的分步操作步骤。图10-3和图10-4为相关的案例讲解。

图10-1 　上唇唇红缘填充注射的分步操作步骤

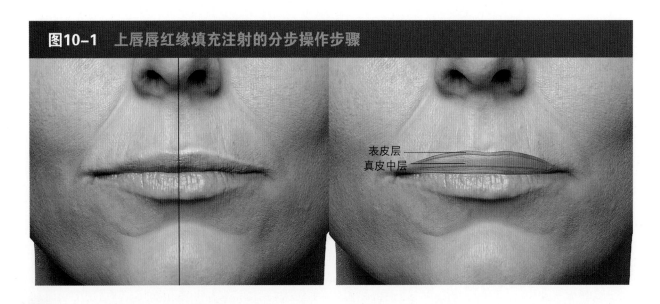

表皮层
真皮中层

步骤 1　**通过环形阻滞进行局部麻醉**

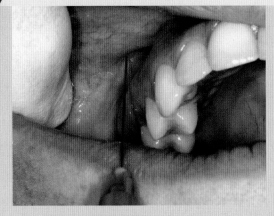

- 在上唇前庭沟处向尖牙根尖方向进针。
- 进针至眶下孔附近，推注麻醉剂。

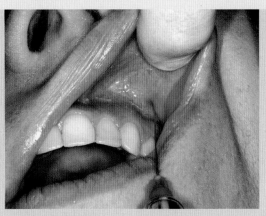

- 在左侧上唇前庭沟重复这一步骤。
- 10分钟后麻醉起效。

步骤 2

确定第一个注射点的位置

- 将针头放在唇红缘略上方的皮肤上，使针尖与同侧唇峰重合。
- 第一个注射点位于针头的根部。

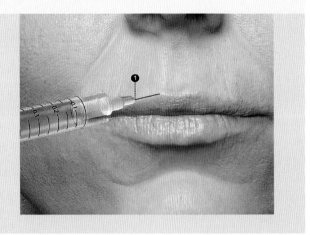

步骤 3

进行线状注射

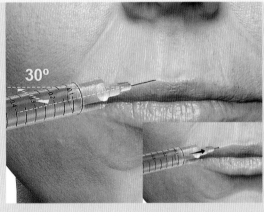

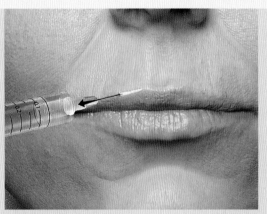

- 将针头与皮肤成30° 刺入唇红缘，朝着同侧唇峰的方向进针直至针头完全没入。

- 持续缓慢地推注填充剂，在唇红缘做线状注射，边退针边注射。

步骤 4　确定第二个注射点的位置

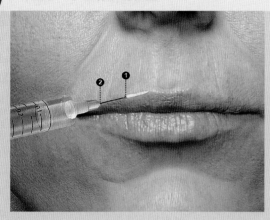

- 第二个注射点位于第一个注射点的外侧，两个注射点间隔一个针头的长度。
- 将针头沿着上唇唇红缘放置，此时针尖与第一个注射点重合，第二个注射点即位于针头的根部。

步骤 5　进行第二次线状注射

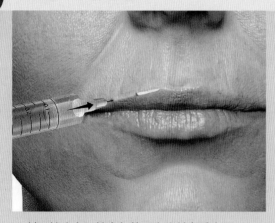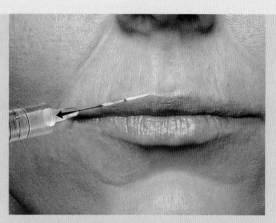

- 刺入针头直至针尖与第一个注射点重合。

- 持续缓慢地推注填充剂，在唇红缘做线状注射，边退针边注射。

步骤 6

确定第三个注射点的位置

- 第三个注射点位于第二个注射点的外侧，两个注射点间隔一个针头的长度。
- 将针头沿着上唇唇红缘放置，此时针尖与第二个注射点重合，第三个注射点即位于针头的根部，这个点通常位于口角处。

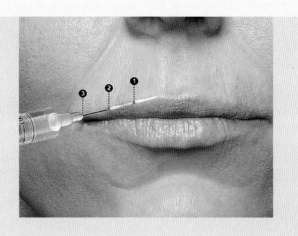

步骤 7

进行第三次线状注射

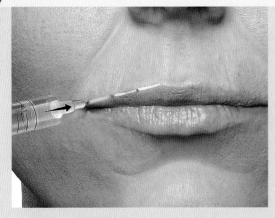

- 刺入针头直至针尖与第二个注射点重合。

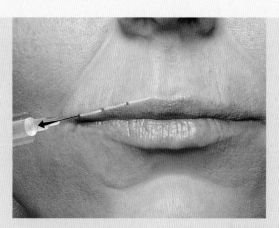

- 持续缓慢地推注填充剂，在唇红缘做线状注射，边退针边注射。

步骤 8　按压唇部

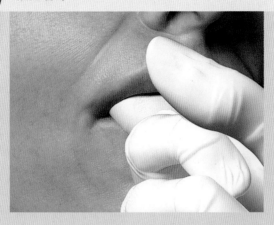

- 将拇指置于唇部皮肤侧、食指置于黏膜侧，两指由中间向外侧移动按压唇部，以抚平小的肿块和结节。

步骤 9　移至患者另一侧并重复之前的步骤

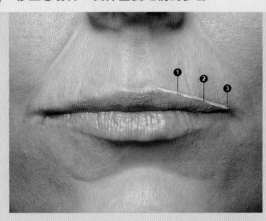

- 在另一侧上唇重复步骤2～步骤8。

步骤 10　补注漏填区域

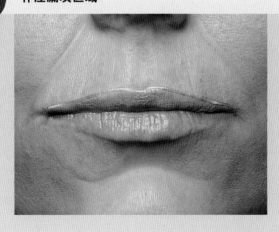

- 如果检查发现有漏填的区域，应在此处补注填充剂，消除填充剂之间的间隙。
- 随后再次按压唇部，以抚平小的肿块和结节。

图10-2 下唇唇红缘填充注射的分步操作步骤

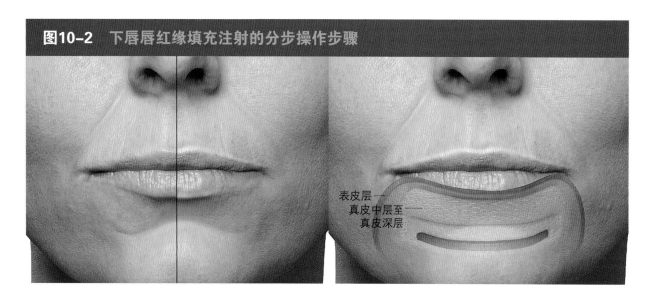

表皮层
真皮中层至
真皮深层

步骤 1

通过环形阻滞进行局部麻醉

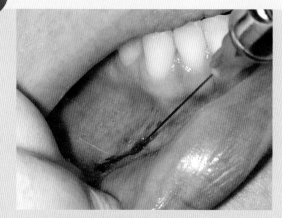

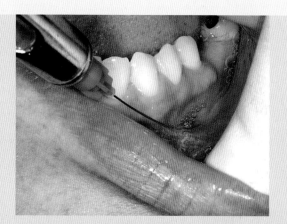

- 下唇进行颏神经阻滞麻醉。

- 在左侧重复这一步骤。
- 10分钟后麻醉起效。

步骤 2

确定第一个注射点的位置

- 第一个注射点位于下唇口角处。

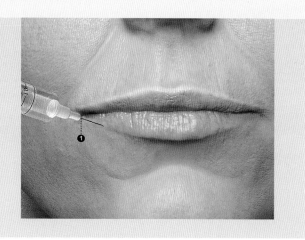

步骤 **3** 进行线状注射

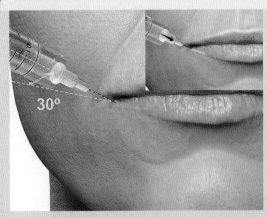 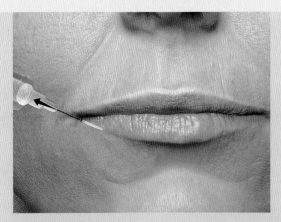

- 将针头与皮肤成30°刺入唇红缘，朝向另一侧口角进针直至针头完全没入。

- 持续缓慢地推注填充剂，在唇红缘做线状注射，边退针边注射。

步骤 **4** 确定第二个注射点的位置

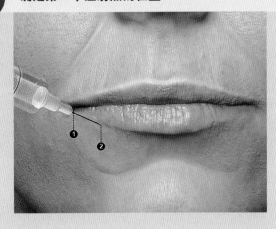

- 第二个注射点位于第一个注射点的内侧，两个注射点间隔一个针头的长度。

步骤 5

进行第二次线状注射

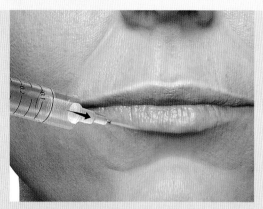 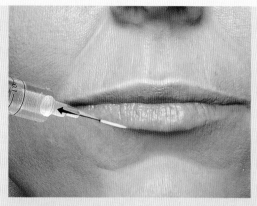

- 第二次注射的进针点位于第一次线状注射所形成的填充线的最内侧端。

- 持续缓慢地推注填充剂，在唇红缘做线状注射，边退针边注射。

步骤 6

确定第三个注射点的位置

- 第三个注射点位于第二个注射点的内侧，两个注射点间隔一个针头的长度。

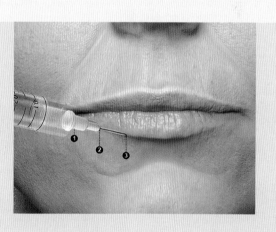

步骤 7 进行第三次线状注射

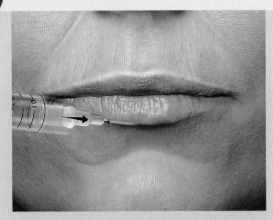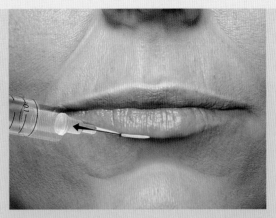

◆ 第三次注射的进针点位于第二次线状注射所形
成的填充线的最内侧端。

◆ 持续缓慢地推注填充剂，在唇红缘做线状注
射，边退针边注射。

步骤 8 确定第四个注射点的位置

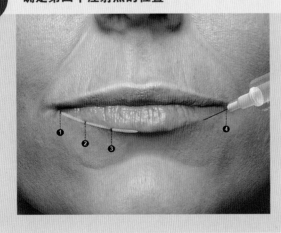

◆ 第四个注射点位于另一侧的下唇口角处。

步骤 9

进行第四次线状注射

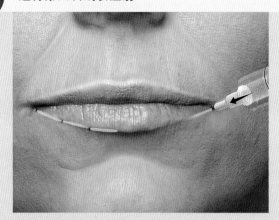 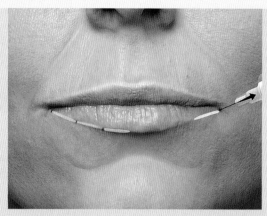

- 将针头与皮肤成30°刺入唇红缘,朝向另一侧口角进针直至针头完全没入。

- 持续缓慢地推注填充剂,在唇红缘做线状注射,边退针边注射。

步骤 10

确定第五个注射点的位置

- 第五个注射点位于第四个注射点的内侧,两个注射点间隔一个针头的长度。

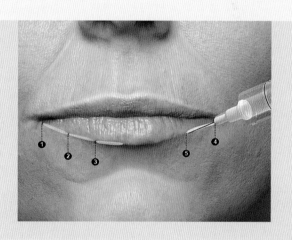

步骤 11　**进行第五次线状注射**

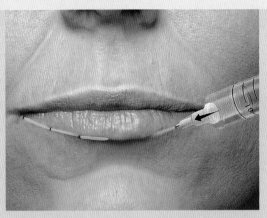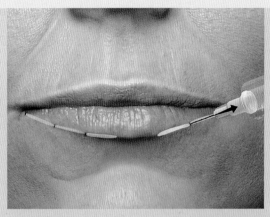

* 第五次注射的进针点位于第四次线状注射所形成的填充线的最内侧端。

* 持续缓慢地推注填充剂，在唇红缘做线状注射，边退针边注射。

步骤 12　**确定第六个注射点的位置**

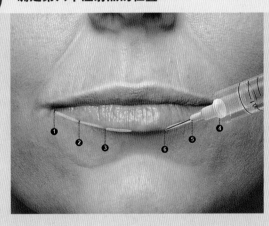

* 第六个注射点位于第五个注射点的内侧，两个注射点间隔一个针头的长度。

步骤 13 进行第六次线状注射

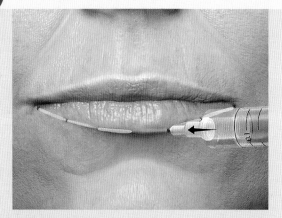 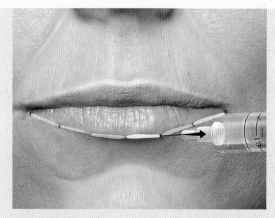

- 第六次注射的进针点位于第五次线状注射所形成的填充线的最内侧端。

- 持续缓慢地推注填充剂，在唇红缘做线状注射，边退针边注射。

步骤 14 按压唇部

- 使用拇指和食指由中间向外侧移动按压唇部，以抚平小的肿块和结节。
- 在第六针注射后，将注射至唇红缘以外区域的填充剂推挤至唇红缘。

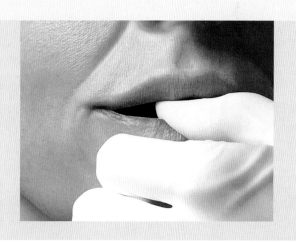

步骤 15 补注漏填区域

- 如果检查发现有漏填的区域，应在此处补注填充剂，消除填充剂之间的间隙。
- 随后再次按压唇部，以抚平小的肿块和结节。

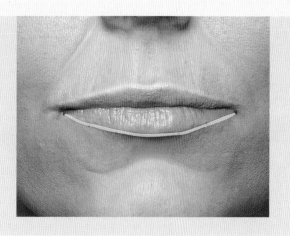

案例1

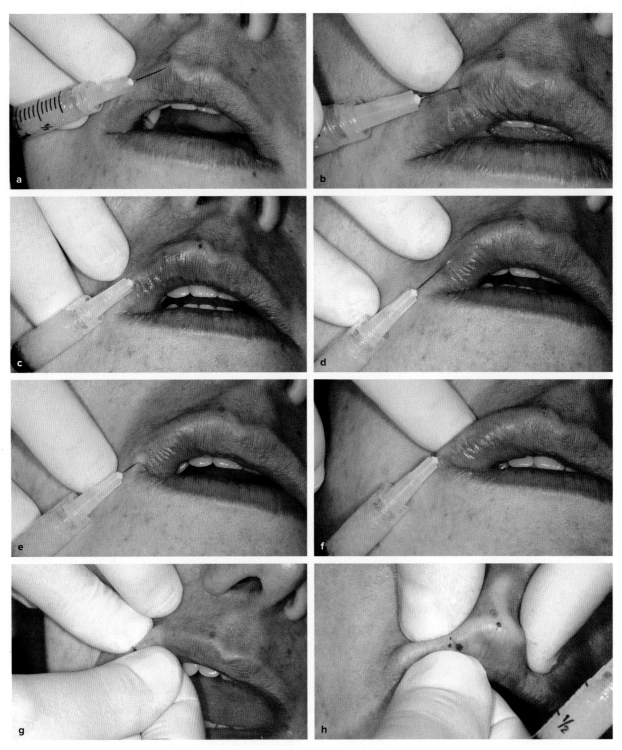

图10-3 （a）首先确定人中和唇红缘的位置，随后准备在唇红和皮肤交界的部位重塑上唇轮廓。将针头放置在皮肤上以确定注射点。（b）针尖斜面朝上，浅层刺入。（c）做线状注射技术，边退针边注射。（d）再次用针头测量并定位新的注射点。从第二次注射的外侧端开始注射第三针填充剂。（e）在口角处使用相同的注射方法进行填充。（f）采用线状注射技术，从上一针填充剂的止点开始注射。（g）用拇指按压填充剂，为唇红缘塑形。（h）这一步骤是为唇红缘塑形。

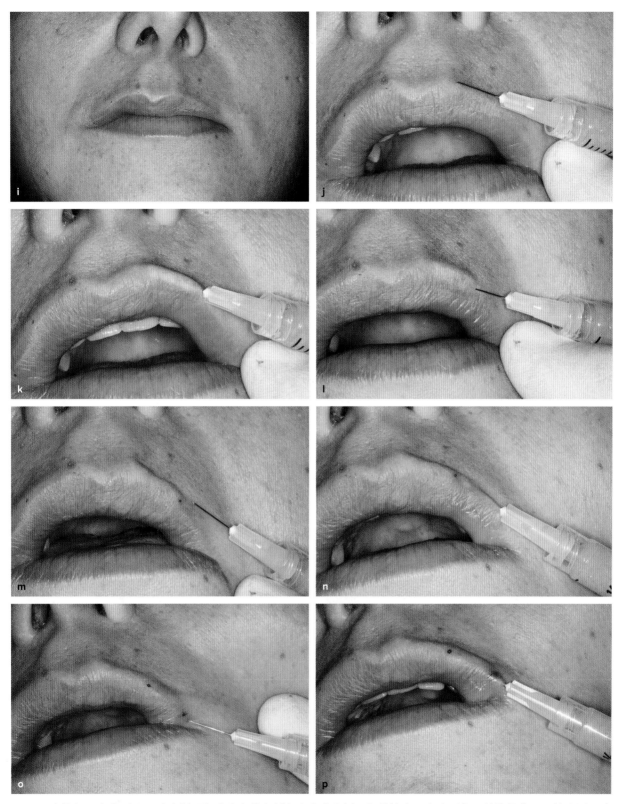

图10-3（续） （i）对比已治疗侧唇部（患者的右侧）和未治疗侧唇部的轮廓。（j）重复之前的操作，用针头测量并定位第一个注射点。（k）针尖斜面朝上，浅层刺入。（l）做线状注射技术，边退针边注射。（m）填充的剂量应与唇部的轮廓相协调。（n）用针头测量并定位第二个注射点。（o）在口角处使用相同的注射方法进行填充。（p）根据唇部的轮廓形态，填充适量填充剂。

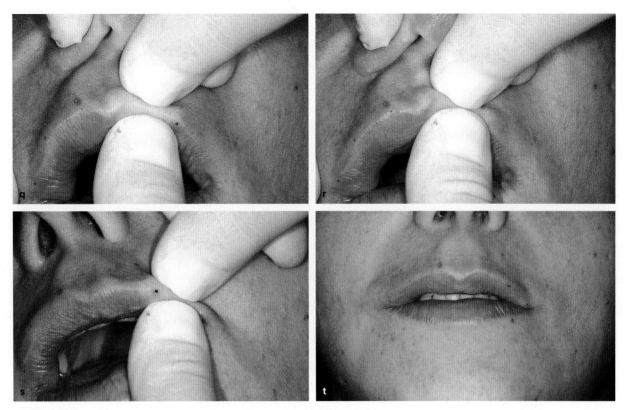

图10-3（续） （q）用双手拇指按压塑形填充剂，以使唇红缘形态自然。（r）这一步骤是为唇红缘塑形。（s）操作时要特别注意按压的角度。（t）填充后的最终形态，注意观察上唇的轮廓外形是否协调对称。

案例2

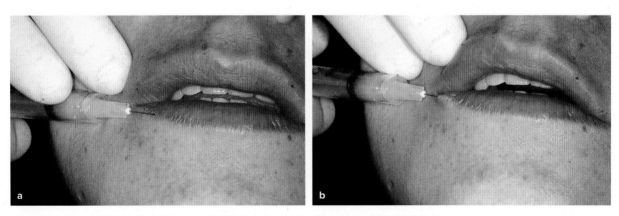

图10-4 （a）下唇唇红缘的注射从口角处开始。（b）刺入整个针头，边退针边注射。

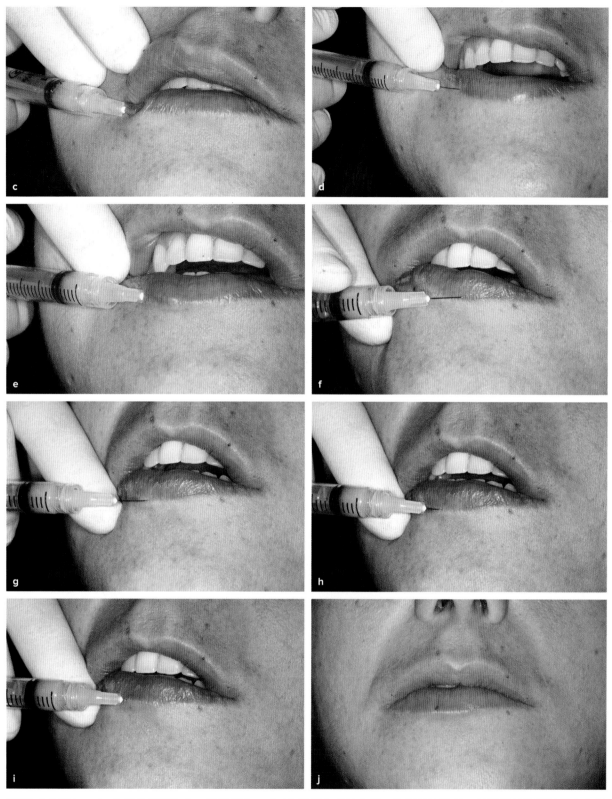

图10-4（续） （c）针尖斜面向上，浅层刺入。（d）重复之前的步骤，边退针边注射，然后用针头测量并定位新的注射点。（e）从第一针填充剂的止点进针（即第一针针头完全进针时，针尖所处的位置）。（f）重复这个注射过程，边退针边注射，然后用针头测量并定位新的注射点。填充操作进行到此处时，既可以从对侧口角开始另一侧下唇的填充治疗，也可以在下唇中央继续进行注射操作。在这个案例中，笔者选择从下唇中央继续进行操作。（g）进针点必须位于唇红和皮肤的交界处。（h）边退针边注射。（i）观察已治疗侧的下唇轮廓变化。（j）右侧下唇填充后的最终形态，观察轮廓的改变。

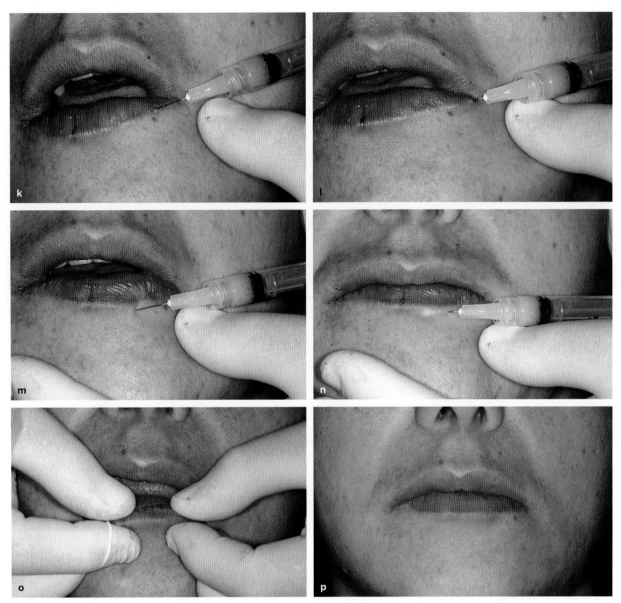

图10-4（续） （k）从对侧口角开始进行另一侧下唇的填充治疗。（l）边退针边注射直至针头从口角完全退出。（m）继续用针头长度来定位下一个注射点。（n）继续在唇红和皮肤的交界处注射，重塑唇部轮廓。（o）用双手拇指按压塑形填充剂，以使唇红缘形态自然。（p）填充后的最终形态，注意观察新的唇部轮廓是否协调对称。

唇部

从美学的角度来看，上唇以左右两侧的唇峰为突出标志，呈丘比特弓形态，两侧唇峰均位于人中嵴下方，同时上唇的大小轮廓为下唇的一半。采用填充剂注射丰唇通常旨在打造和改善丘比特弓的外形，以强调唇部的自然形态。

适应证和禁忌证

- 需要患者反复的评估和观察唇部（及口周区域），以便患者和医生能够确认哪些美学变化是可以通过填充注射来实现的。
- 同时恢复唇红缘和唇部的软组织容量缺失，有助于改善需要这两种填充治疗的患者状况。
- 通常情况下，仅需对上唇进行注射填充，因为上唇容易发生增龄性的软组织容量缺失。
- 在进行唇部填充治疗之前，应先进行唇红缘的填充治疗。
- 由于唇部易快速出现术后水肿，因此需要一次性完成一侧的治疗。

麻醉剂和填充剂的准备

- 稀释的2%利多卡因–肾上腺素溶液（总计2.6mL）：
  - 上唇：1.2mL
  - 下唇：1.2mL
  - 两侧口角：0.2mL
- 30G、0.5英寸的针头。
- 外用表面麻醉药膏，如将10%苯佐卡因、20%利多卡因、10%丁卡因和10%二甲亚砜（DMSO）混入Lipoderm基剂（美国专业配制中心）的复方制剂。
- 建议使用的填充剂：
  - Teosyal RHA 2（Teoxane）
  - Restylane Silk（Galderma）
  - Restylane（Galderma）

- Revanesse Versa（Prollenium）
- Juvéderm Ultra XC（Allergan）
- Juvéderm Volbella（Allergan）
- 富血小板血浆（PRP）
- 建议的填充剂量：
  - 上唇和下唇的合计总用量为0.5～0.8mL

预防措施

- 丰唇治疗的并发症（如肿胀和淤青），通常较为明显，也较为严重。
- 唇部的填充治疗可能引起口腔单纯疱疹的复发，建议在注射填充前先行抗病毒治疗来预防。
- 当填充剂注射进黏膜深层的唇动脉，可导致血管栓塞、组织缺血和坏死。

麻醉方法

口周及唇部彻底卸妆，然后用酒精棉片再次清洁消毒该区域。由于上唇对疼痛敏感，应在注射部位预先用20%苯佐卡因行表面麻醉。随后进行唇部的环形阻滞麻醉，上唇和下唇各使用1.2mL的2%利多卡因–肾上腺素溶液；两侧口角使用总容量为0.2mL的2%利多卡因–肾上腺素溶液。麻醉的起效时间为3～5分钟（关于进行唇部环形阻滞麻醉的详细操作，请参阅第2章）。

皮肤填充剂的注射操作——上唇唇部填充剂注射技术

患者成60°仰卧位，再次用酒精消毒唇部术区。将30G、0.5英寸的针头与含有填充剂的注射器固定牢固，确保填充时针头不会滑落。

医生站在患者的一侧，将针头指向唇珠放在上唇黏膜的干湿交界线处，使针尖到达同侧唇峰处；此时，针头的根部即为第一个注射点。医生可先从针尖推挤出少量的填充剂来为针头预充，确保针头

图10-5 上唇唇部填充注射的分步操作步骤

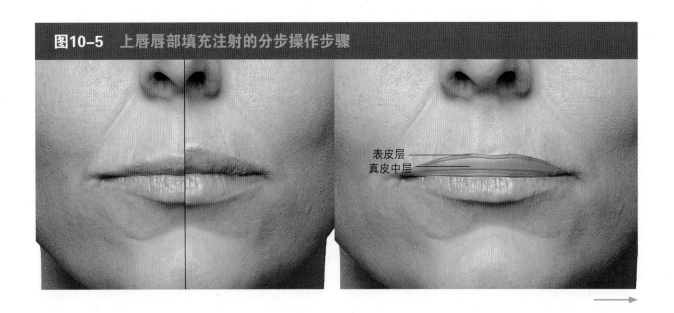

表皮层
真皮中层

通畅，然后将针头刺入上唇黏膜，与唇部平行，向同侧唇峰方向进针。当针头完全刺入黏膜时，慢慢地退针并进行线状注射，会明显地看到唇部变得丰满。在第一针的外侧、距离一个针头长度的位置进行第二针注射。

医生用拇指和食指（放在口内）轻轻地由中间向外侧移动按压上唇，以抚平未均匀分布的填充剂。比较顽固、难以按压平整的部位可以用水先润湿，然后用食指和拇指轻轻拉动抚平。但这样的操作可能加重该部位的术后淤青和肿胀。

随后，医生移至患者的另一侧，在对侧的上唇重复上述操作过程。

皮肤填充剂的注射操作——下唇唇部填充剂注射技术

患者的术前准备与上唇唇部的注射填充相同，医生站在患者的一侧。治疗下唇唇部时，将针头指向中线放在下唇黏膜的干湿交界线处，使针头能够覆盖下唇的中央区域。此时，针头的根部即为第一

个注射点。推出少量填充剂确认针头通畅后，将针头平行于下唇唇部并刺入唇部的中央。当针头完全刺入黏膜后，开始退针并进行线状注射。然后，在第一个注射点的外侧、距离一个针头长度的位置进行第二针线状注射填充。

医生用拇指和食指（放在口内）轻轻地由中间向外侧移动按压下唇，以抚平未均匀分布的填充剂。比较顽固、难以按压平整的部位可以用水先润湿，然后用食指和拇指轻轻拉动抚平。但这样的操作可能加重该部位的术后淤青和肿胀。

随后，医生移至患者的另一侧，在对侧的上唇重复上述操作过程。

疗效维持时间

◆唇部的注射填充一般能够维持6～9个月。

图10-5和图10-6为上唇和下唇唇部填充注射的分步操作步骤。图10-7和图10-8为相关的案例讲解。

步骤 1　**通过环形阻滞进行局部麻醉**

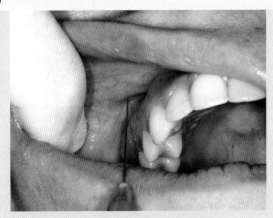 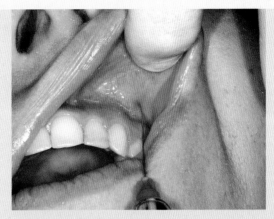

- 在上唇前庭沟处向尖牙根尖方向进针。
- 进针至眶下孔附近，推注麻醉剂。

- 在左侧上唇前庭沟重复这一步骤。
- 在注射麻醉剂前，预先用20%苯佐卡因对上唇进针点进行表面麻醉。
- 10分钟后麻醉起效。

步骤 2　**确定第一个注射点的位置**

- 将针头贴放在上唇黏膜的干湿交界线处，使针尖到达唇峰的位置。
- 第一个注射点位于针头的根部。

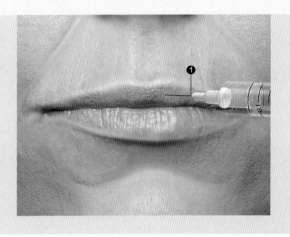

步骤 3

进行线状注射

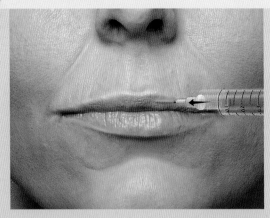 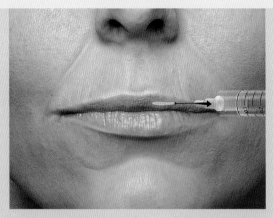

- 针头与上唇平行并刺入黏膜，朝着同侧唇峰方向，向中线方向进针直至针头完全没入。

- 持续缓慢地推注填充剂，在上唇唇部做线状注射，边退针边注射。

步骤 4

确定第二个注射点的位置

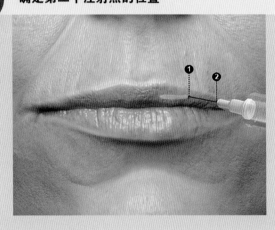

- 第二个注射点位于第一个注射点的外侧，两个注射点间隔一个针头的长度。

步骤 5

进行第二次线状注射

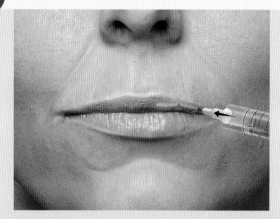 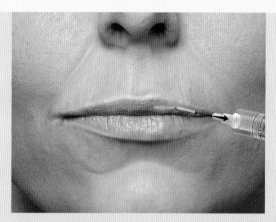

- 将针头刺入上唇唇部，平行于上唇黏膜，指向对侧进针直至针头完全没入。

- 持续缓慢地推注填充剂，在上唇唇部做线状注射，边退针边注射。

步骤 6

按压唇部

- 将拇指置于皮肤表面，食指置于口内上唇黏膜，两指从上唇中间向外侧轻轻夹持按压唇部，以抚平小的肿块和结节。
- 仍存在不平整的区域时，用水润湿该区域，继续用食指和拇指牵拉上唇促进填充剂均匀分布。

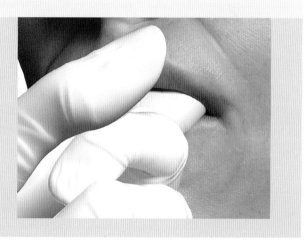

步骤 7

移至患者另一侧并重复之前的步骤

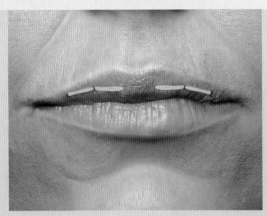

• 在另一侧上唇重复步骤2~步骤6。

步骤 8

补注漏填区域

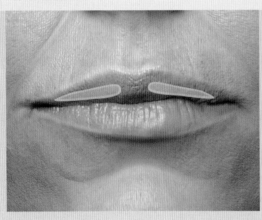

• 如果检查发现有漏填的区域，应在此处补注填充剂，消除填充剂之间的间隙。
• 随后再次按压唇部，以抚平小的肿块和结节。

图10-6　下唇唇部填充注射的分步操作步骤

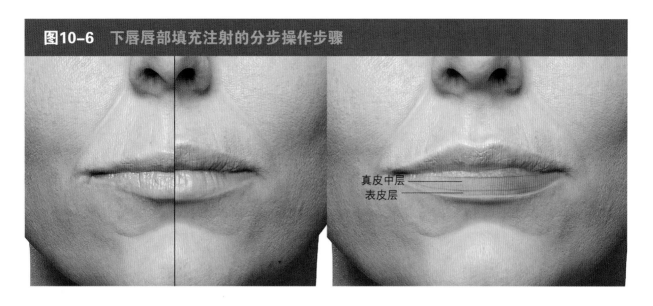

真皮中层
表皮层

步骤1　通过环形阻滞进行局部麻醉

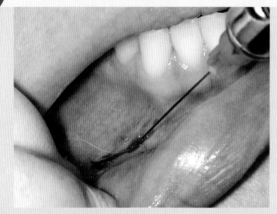

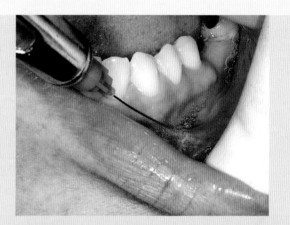

◆ 下唇进行颏神经阻滞麻醉。

◆ 在左侧重复这一步骤。
◆ 10分钟后麻醉起效。

步骤2　确定第一个注射点的位置

◆ 将针头贴放在下唇黏膜的干湿交界线处，使针头与下唇的走向一致。
◆ 第一个注射点位于针头的根部。

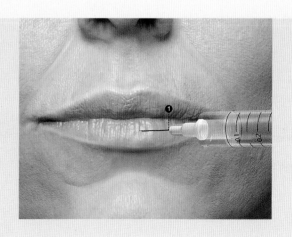

步骤 3　进行线状注射

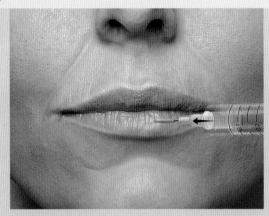 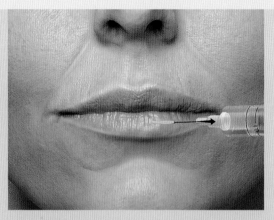

- 针头与下唇平行并刺入黏膜，朝向对侧，向中线方向进针直至针头完全没入。

- 持续缓慢地推注填充剂，在下唇唇部做线状注射，边退针边注射。

步骤 4　确定第二个注射点的位置

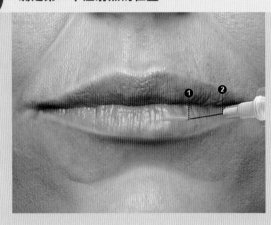

- 第二个注射点位于第一个注射点的外侧，两个注射点间隔一个针头的长度。

步骤 5

进行第二次线状注射

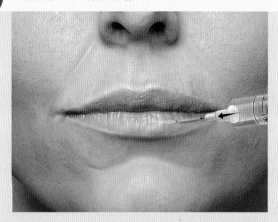 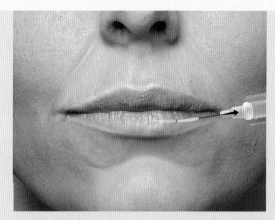

- 针头刺入下唇唇部直至针尖与第一个注射点重合。

- 持续缓慢地推注填充剂，在下唇唇部做线状注射，边退针边注射。

步骤 6

按压唇部

- 用拇指和食指轻轻捏住下唇，沿着下唇的走向从中间向外侧慢慢夹持按压唇部，以抚平小的肿块和结节。
- 仍存在不平整的区域时，用水润湿该区域，继续用手指和拇指牵拉下唇促进填充剂均匀分布。

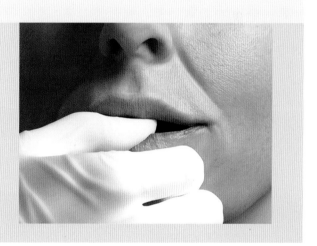

步骤 7　**移至患者另一侧并重复之前的步骤**

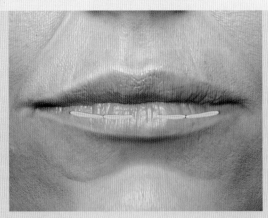

- 在另一侧下唇重复步骤2～步骤6。

步骤 8　**补注漏填区域**

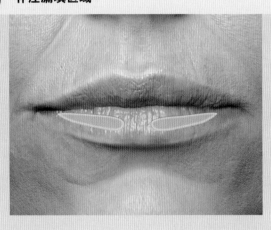

- 如果检查发现有漏填的区域，应在此处补注填充剂，消除填充剂之间的间隙。
- 随后再次按压唇部，以抚平小的肿块和结节。

案例3

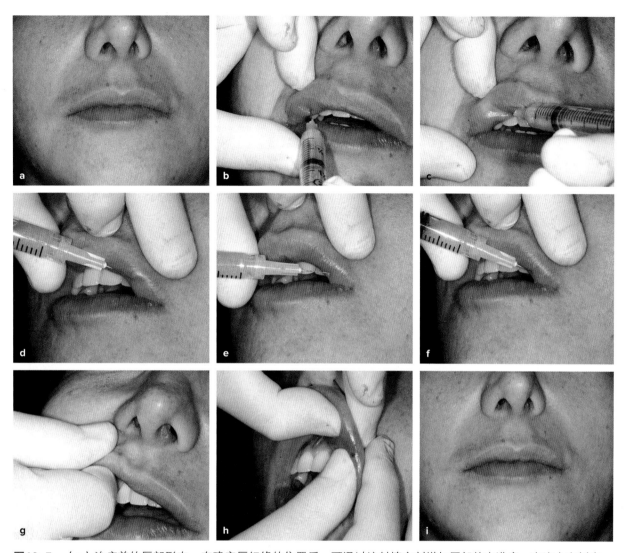

图10-7 （a）治疗前的唇部形态。在确定唇红缘的位置后，可通过注射填充剂增加唇部的丰满度。在这个案例中，患者上唇的中间部位相对满，所以只增加两侧和口角处上唇的体积。（b）第一针注射在上唇的外侧部分进行。（c）在上唇的干湿交界线处进行线状注射。（d）在对侧的上唇进行第二次线状注射，需保持注射位置和填充剂量与对侧一致，确保治疗后上唇的对称性。（e）在口角处进行线状注射，使该处的上唇黏膜外翻。（f）注意不要过度地增加上唇外翻的程度。（g）将拇指置于皮肤表面，食指置于口腔黏膜侧轻轻按压填充剂。唇部的内侧黏膜可被唾液润滑，使食指在滑动中按压更容易，创伤也更小。（h）用拇指和食指按压整个上唇，使填充剂均匀分布，为唇部定型。我们称之为唇部塑形或唇雕。（i）填充后的最终形态。可见口角形态清晰、明显，唇部的体积得到了恰当的填充。

案例4

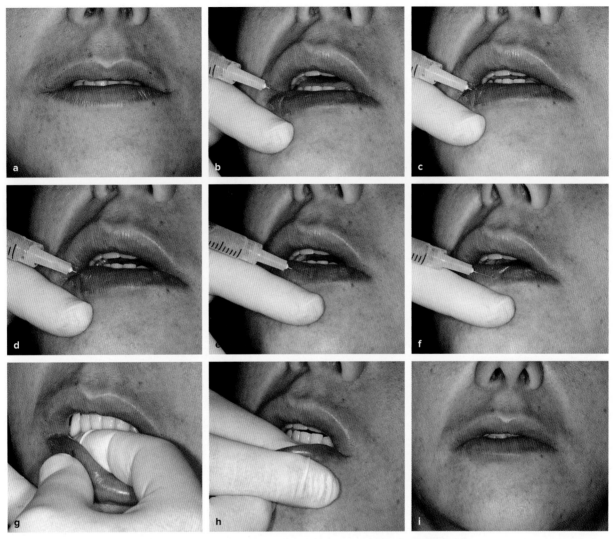

图10-8 （a）治疗前的唇部形态。（b）为了增加下唇的体积，只在下唇的外侧部分注射填充剂。（c）在下唇黏膜的干湿交界线处，进行更深层次的线状注射。（d）填充的剂量应能够明显改善唇部的凸度，但不能过量。（e）在另一侧下唇黏膜的干湿交界线处，进行第二针线状注射，注意填充剂量应与对侧相同。（f）两侧注射相同的剂量。（g）用双手拇指和食指按压唇部，使填充剂均匀分布。我们称之为唇部塑形或唇雕。（h）以相同的方法按压另一侧的下唇。（i）填充后的最终形态。值得注意的是，进行下唇的侧唇注射治疗后，下唇的唇中区域变小了，使下唇形态更加年轻、性感。

人中

　　人中位于上唇皮肤的中央，是自鼻小柱基部到上唇中央的垂直凹陷区域，其两侧的隆起称为人中嵴。人中为面部增加了丰富的表情，帮助我们清晰地谈吐。轮廓清晰的人中使唇部看起来性感、活泼，因此是增加面部吸引力的重要特征。

　　随着年龄的增长，唇鼻间的空间和距离会逐渐增加，进而导致上唇的形态发生变化。人中嵴会随着上唇凸度的降低和唇红缘轮廓的模糊而逐渐变得扁平，严重者会进一步发展为上唇下卷，甚至出现上唇内卷时不可见的情况（唇红消失）。

适应证和禁忌证

- 进行唇部注射填充可以在视觉上缩短鼻底和上唇之间的距离。
- 如果鼻底与上唇的间距过大，且通过填充手段无法改善，则建议通过手术提升唇部和重建人中。

麻醉剂和填充剂的准备

- 稀释的2%利多卡因–肾上腺素溶液（总计2.6mL）：
  - 上唇：1.2mL
  - 下唇：1.2mL
  - 两侧口角：0.2mL
- 30G、0.5英寸的针头。
- 建议使用的填充剂：
  - Teosyal RHA 2（Teoxane）
  - Restylane Silk（Galderma）
  - Juvéderm Ultra XC（Allergan）
  - Juvéderm Volbella（Allergan）
  - 富血小板血浆（PRP）
- 建议的填充剂量：
  - 每侧人中嵴用量为0.1mL

预防措施

- 与唇部填充治疗类似，为了降低痛感，该区域需要较大剂量的麻醉剂来进行环形阻滞麻醉。

麻醉方法

口周及唇部彻底卸妆，然后用酒精棉片再次清洁消毒唇部及口周。上唇和下唇分别使用1.2mL的2%利多卡因–肾上腺素溶液进行唇部环形阻滞麻醉；两侧口角使用总容量为0.2mL的2%利多卡因–肾上腺素溶液。麻醉的起效时间为3～5分钟。

皮肤填充剂的注射操作

患者呈仰卧位，再次用酒精消毒人中和唇部术区。将30G、0.5英寸的针头与含有填充剂的注射器固定牢固，确保填充时针头不会滑落。

医生站在患者的一侧，将一只手的拇指和食指放置在人中的两侧，轻轻地捏住皮肤，这就使两侧人中嵴的形态更加突出，从而为注射填充提供了一个天然的注射路径（如有需要，可以用白色记号笔来标记出路径的位置）。需要注意的是，在填充人中嵴前必须认识到，人中嵴不是相互平行的两条隆起，而是呈倒V形，在鼻底处最窄，而在红唇处较宽。此时，医生用另一只手持注射器，将针头放在其中一侧的人中嵴上，用针头来测量唇峰到鼻小柱基部的距离。针头应足够长，需能够测量整条人中嵴的长度，因此只需一个进针点和一次注射操作即可完成一侧人中嵴的注射填充。

人中嵴填充的进针点在上唇的唇红缘处。医生可先从针尖推挤出少量的填充剂来为针头预充，确保针头通畅，然后将针头刺入近侧的人中嵴。当针头推进到鼻底时，捏住人中的手指放松。然后，当缓慢地退针时，以持续稳定的注射压力在人中嵴中做线状注射。人中嵴凸度的增加和上唇缘轮廓的改善可在注射后看到立竿见影的效果。

随后，医生移至患者的另一侧，在对侧的人中嵴重复上述操作过程。填充结束后可将针帽放置在两侧的人中嵴之间，把两侧的人中嵴向中间挤压，增加人中嵴的凸度，为人中嵴塑形。

疗效维持时间

- 人中的注射填充一般能够维持6～9个月。

图10-9为人中填充注射的分步操作步骤。图10-10和图10-11为相关的案例讲解。

图10-9　人中填充注射的分步操作步骤

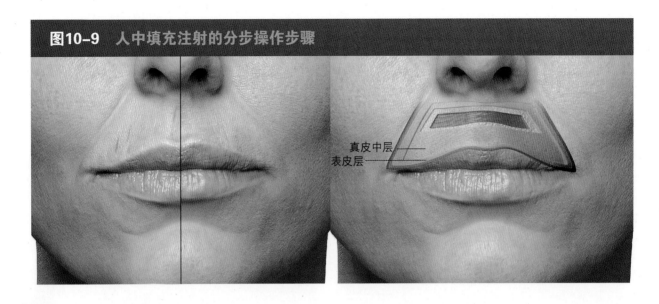

真皮中层————
表皮层————

| 步骤 1 | **通过环形阻滞进行局部麻醉** |

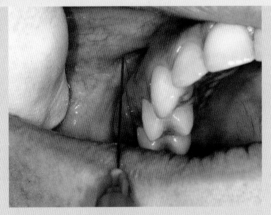

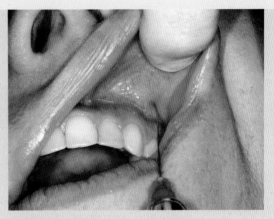

- 在上唇前庭沟处向尖牙根尖方向进针。
- 进针至眶下孔附近，推注麻醉剂。

- 在左侧上唇前庭沟重复这一步骤。
- 10分钟后麻醉起效。

步骤 2　确定注射点的位置

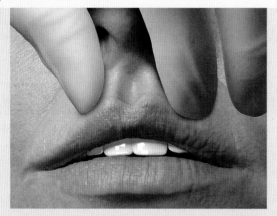

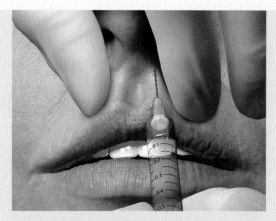

◆ 为了突出两侧人中嵴的自然形态，捏住鼻底下面的皮肤使人中嵴更加突显。

◆ 将针头放置在上唇皮肤上，以确定针头是否能覆盖整条人中嵴的长度。

步骤 3　进行线状注射

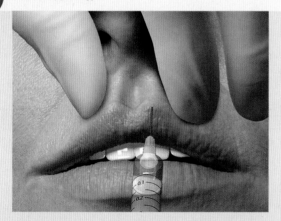

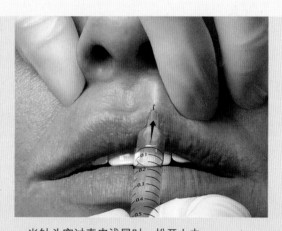

◆ 在水平方向上，人中嵴的进针点是在唇红缘上。

◆ 当针头穿过真皮浅层时，松开人中。
◆ 针头的形状应能够透过皮肤辨认出来。

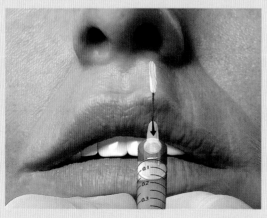

◆ 持续缓慢地推注填充剂，在人中嵴做线状注射，边退针边注射。

步骤 4

移至患者另一侧并重复之前的步骤

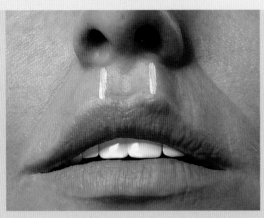

• 在对侧的人中嵴重复步骤2和步骤3。

步骤 5

人中嵴塑形

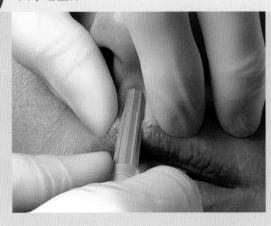

• 使用注射器的针帽为人中嵴塑形，使其更加突显和清晰。

案例5

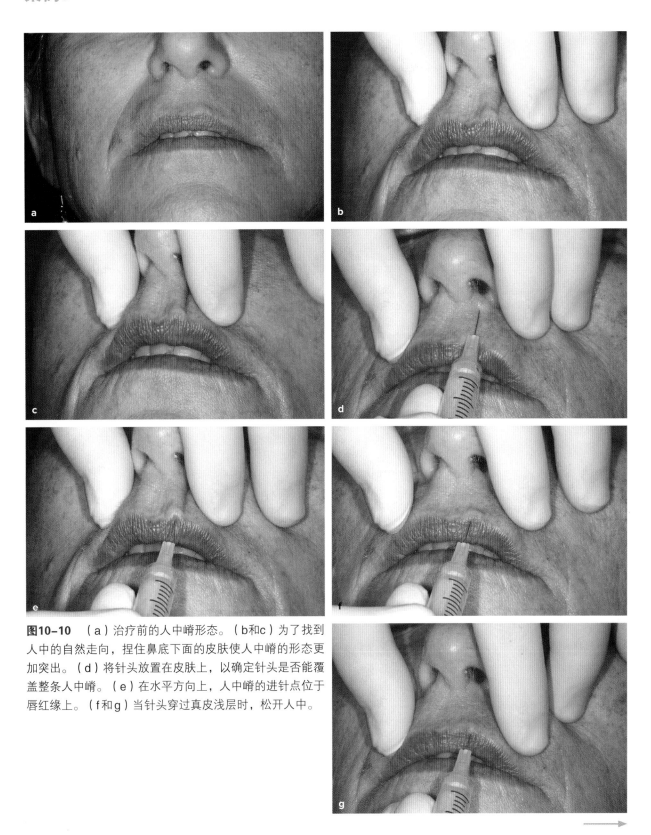

图10-10 （a）治疗前的人中嵴形态。（b和c）为了找到人中的自然走向，捏住鼻底下面的皮肤使人中嵴的形态更加突出。（d）将针头放置在皮肤上，以确定针头是否能覆盖整条人中嵴。（e）在水平方向上，人中嵴的进针点位于唇红缘上。（f和g）当针头穿过真皮浅层时，松开人中。

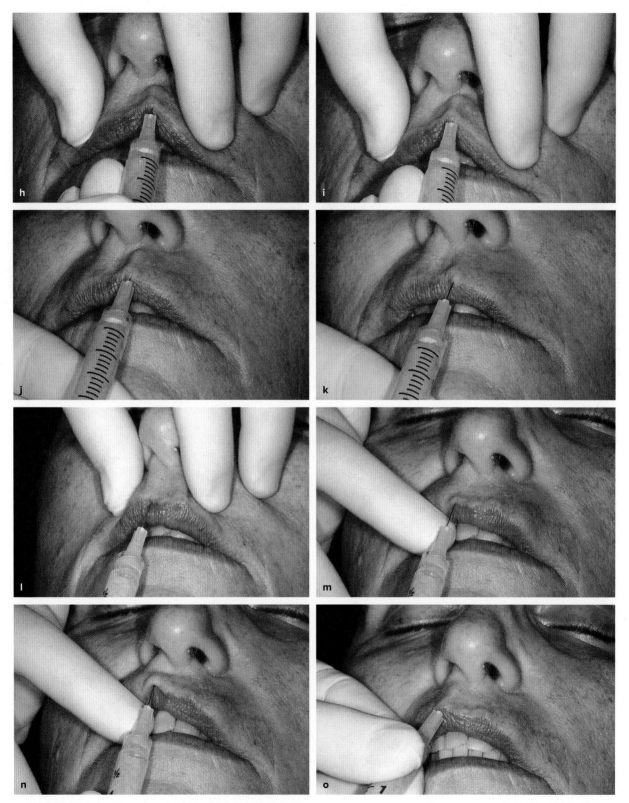

图10-10（续） （h和i）针头的形状应能够透过皮肤辨认出来。（j和k）持续缓慢地推注填充剂，在人中嵴做线状注射，边退针边注射。（l）在对侧重复该操作：通过将皮肤捏合在一起，找到人中嵴的位置。（m）找到进针点时，放松上唇。（n）将针头刺入人中嵴。（o）边退针边在人中嵴进行稳定均匀的线状填充。

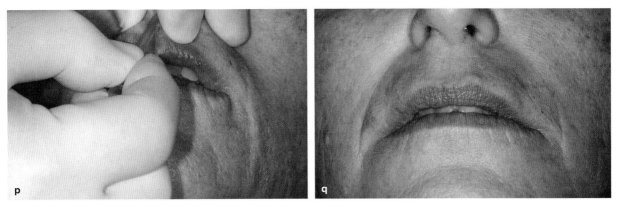

图10-10（续）　（p）使用注射器的针帽为人中嵴塑形，使其更加突显。（q）双侧人中嵴填充后的最终形态。

案例6

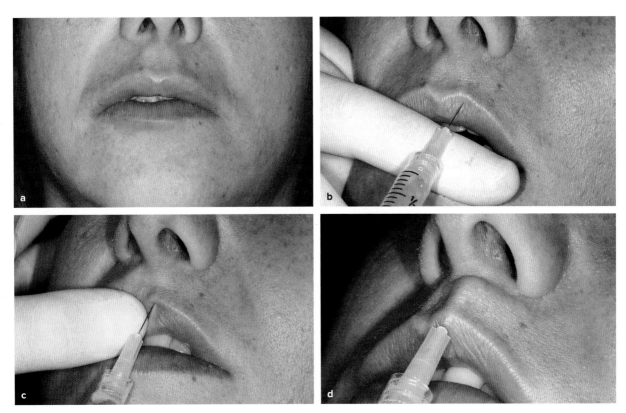

图10-11　（a）治疗前的人中嵴形态。（b）注射点的位置在唇红缘处，进针深度位于真皮中层。（c）注射进针点。（d）将针头全部没入人中嵴内，做线状注射技术，边退针边注射。

　　　　→

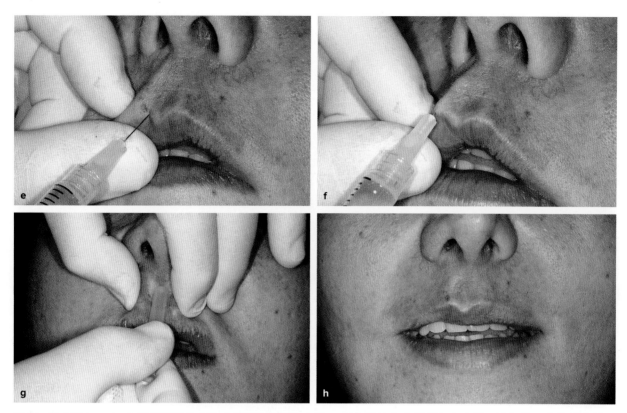

图10-11（续） （e）采用相同的方法注射填充对侧人中嵴。（f）将针头全部刺入人中嵴，进行第二次线状注射。（g）使用注射器的针帽为双侧的人中嵴塑形，捏住人中约30秒。（h）双侧人中嵴填充后的最终形态。

唇纹

唇纹（也称口周纹）在唇红缘处形成并垂直向辐射至上唇皮肤，主要是由于口周肌肉的过度运动与软组织容量的缺失所导致的。其他因素（如唇部萎缩、下颌骨和牙槽突吸收）也可导致唇纹的产生。

适应证和禁忌证

- 口轮匝肌的反复收缩运动不仅造成了唇部体积的减少，而且也促进了辐射状唇纹的形成。因此，在进行填充治疗的同时，结合口轮匝肌的肉毒毒素治疗可使唇部轻微外翻并增加唇部的丰满度，进而可增强填充治疗的疗效。

- 唇纹的填充治疗可在患者从侵入性更强的换肤术和胶原蛋白刺激术（剥脱性/非剥脱性激光、皮肤磨削和化学换肤）等治疗恢复后进行，或与侵入性较轻的美容治疗同期（或在其之前）进行。

- 对于静态性的褶皱和皱纹，可能需要额外进行皮肤填充治疗。

- 填充注射治疗唇纹后，反应性水肿可能导致上唇前突；不过随着水肿的减轻（通常在3～5天内，需要在术区进行冰敷），唇部的形态轮廓会逐渐恢复，同时辐射状的唇纹也会相应减少。

- 填充治疗后出现的唇部和口周的快速水肿会影响疗效的准确评估，因此建议消肿后再次复诊。特别是对于口周区域，如果治疗时肿胀严重，则建议停止治疗，并于2～4周后复诊评估唇纹状况。

麻醉剂和填充剂的准备

- 稀释的2%利多卡因-肾上腺素溶液（总计2.6mL）：
  - 上唇：1.2mL
  - 下唇：1.2mL
  - 两侧口角：0.2mL

- 27G、1.5英寸的针头。
- 建议使用的填充剂：
  - Teosyal RHA 2（Teoxane）
  - Teosyal RHA 3（Teoxane）
  - Restylane Silk（Galderma）
  - Revanesse Versa（Prollenium）
  - Juvéderm Ultra XC（Allergan）
  - Juvéderm Volbella（Allergan）
  - Belotero Balance（Merz North Aesthetics）
  - Radiesse Plus（Merz North Aesthetics）
  - 富血小板血浆（PRP）
- 建议的填充剂量：
  - 上唇上方的唇纹用量为0.3 ~ 0.4mL。

预防措施

- 唇部和口周的水肿可迅速发生。如果在上唇上方注射填充剂后出现明显的即刻水肿，应停止进一步治疗，并在2 ~ 4周后的复诊随访中评估唇纹状况。
- 由于水肿的快速发生，优先注射的一侧唇纹在治疗结束时可能显得更加肿大。如果在治疗结束时出现左右注射区域明显不对称的现象，但两侧的注射量和可触摸到的填充剂剂量都是一致的，那么建议在水肿消退后的随访中重新评估填充效果的对称性。

麻醉方法

口周及唇部彻底卸妆，然后用酒精棉片再次清洁消毒唇部及口周。由于上唇对疼痛敏感，应在注射部位预先用20%苯佐卡因行表面麻醉。随后进行唇部的环形阻滞麻醉，上唇和下唇各使用1.2mL的2%利多卡因-肾上腺素溶液；两侧口角使用总容量为0.2mL的2%利多卡因-肾上腺素溶液。麻醉的起效时间为3 ~ 5分钟。

皮肤填充剂的注射操作

患者成60° 仰卧位，再次用酒精消毒唇部术区。将27G、1.5英寸的针头与含有填充剂的注射器固定牢固，确保填充时针头不会滑落。

医生站在患者的治疗侧，将针头放在唇红缘上方3 ~ 4mm处，并与唇红缘平行，使针尖到达同侧唇峰的上方。此时，针头的根部即为第一个注射点。医生可先从针尖推挤出少量的填充剂来为针头预充，确保针头通畅，然后将针头平行于唇部，沿着唇峰由外向内进针，直至针头完全进针，慢慢地退针并进行线状注射，将填充剂均匀地注射至真皮中层和真皮深层。

第二针注射在第一针注射区域的外侧进行，且通常注射剂量更多。将针头放在皮肤上，使针尖到达第一个注射点的位置。此时，针头的根部即为第二个注射点。当针头退出时，以线状注射技术注射填充剂，可见注射区域的组织明显抬高。第三针线状注射在平行于第一针注射的上方区域进行。如有需要，可在平行于第二针注射的上方区域进行第四针线状注射，并且可以在第二针注射的外侧进行第五针注射。

医生用食指（置于口内）和拇指轻轻地由中间向外侧移动按压唇部填充区，以抚平未均匀分布的填充剂。比较顽固、难以按压平整的部位可以用水先润湿，然后用食指和拇指轻轻拉动抚平。但这样的操作可能加重该部位的术后淤青和肿胀。

随后，医生移至患者的另一侧，使用相同的注射方法填充另一侧的唇纹。

疗效维持时间

- 唇纹的注射填充一般能够维持6 ~ 9个月。

图10-12为唇纹填充注射的分步操作步骤。图10-13为相关的案例讲解。

图10-12　唇纹（口周纹）填充注射的分步操作步骤

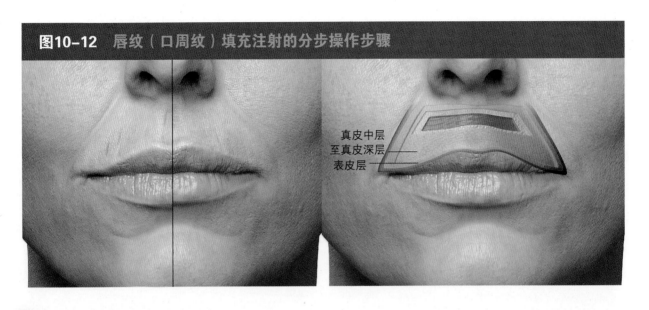

真皮中层
至真皮深层
表皮层

步骤 1　　**通过环形阻滞进行局部麻醉**

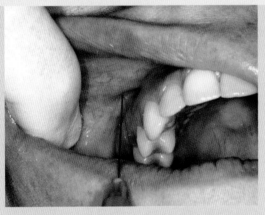
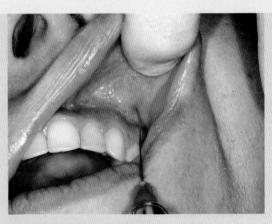

- 采用眶下神经阻滞麻醉技术来麻醉右侧上唇，在上唇前庭沟处向尖牙根尖方向进针。
- 进针至眶下孔附近，推注麻醉剂，并在左侧上唇前庭沟重复这一步骤。

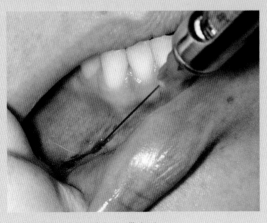
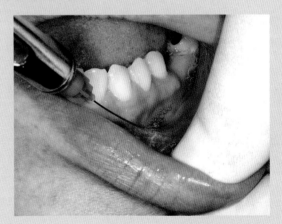

- 下唇行双侧颏神经阻滞麻醉。

步骤 2

确定第一个注射点的位置

- 将针头放在唇红缘上方3~4mm处，与唇红缘平行，使针尖到达同侧唇峰的上方。
- 第一个注射点位于针头的根部。

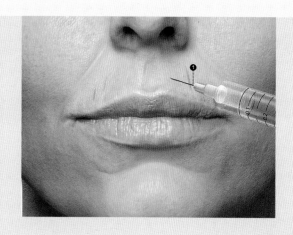

步骤 3

进行线状注射

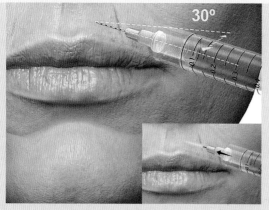

- 将针头与皮肤成30°刺入皮肤，平行于唇部，朝着同侧唇峰方向，向中线方向进针直至针头完全没入。

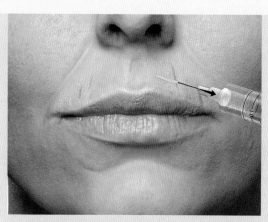

- 持续缓慢地推注填充剂，在上唇上方做线状注射，边退针边注射填充剂到真皮中层至真皮深层。

步骤 4

确定第二个注射点的位置

- 第二针注射在第一针注射区域的外侧进行。
- 将针头放在唇红缘上方3~4mm处的皮肤上，与唇红缘平行，使针尖到达第一个注射点的位置。此时，针头的根部即为第二个注射点。

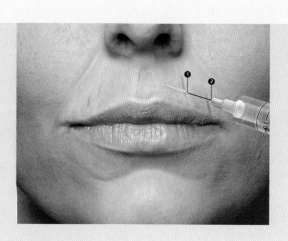

<table>
<tr><td>步骤
5</td><td>进行第二次线状注射</td></tr>
</table>

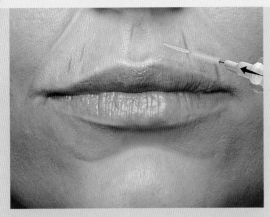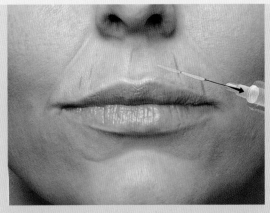

◆ 将针头与皮肤成30°刺入皮肤，平行于唇部，朝着同侧唇峰方向，向中线方向进针直至针头完全没入。

◆ 持续缓慢地推注填充剂，在上唇上方做线状注射，边退针边注射填充剂到真皮中层至真皮深层。

<table>
<tr><td>步骤
6</td><td>确定第三个注射点的位置</td></tr>
</table>

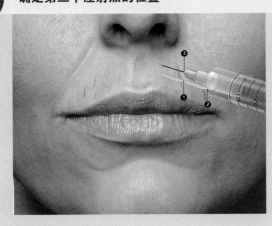

◆ 第三针线状注射在平行于第一针注射的上方区域进行。

◆ 将针头平行于第一针填充线，置于其上方2～3mm处的皮肤上。此时，针头的根部即为第三个注射点。

步骤 7 | **进行第三次线状注射**

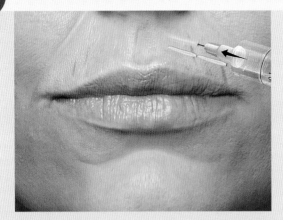 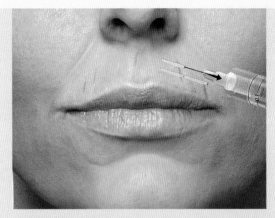

- 将针头与皮肤成30° 刺入皮肤,平行于唇部,朝着同侧唇峰方向,向中线方向进针直至针头完全没入。

- 持续缓慢地推注填充剂,在上唇上方做线状注射,边退针边注射填充剂到真皮中层至真皮深层。

步骤 8 | **确定第四个注射点的位置**

- 第四针线状注射在平行于第二针注射的上方区域进行。

- 将针头平行于第二针填充线,置于其上方2~3mm处的皮肤上。此时,针头的根部即为第四个注射点。

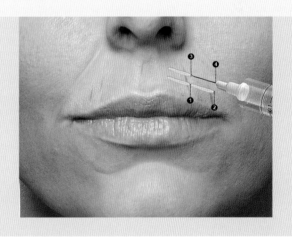

步骤 9 进行第四次线状注射

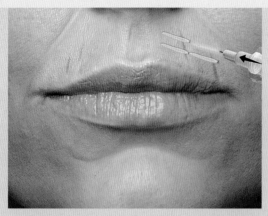 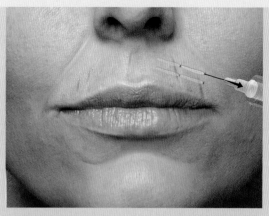

◆ 将针头与皮肤成30° 刺入皮肤，平行于唇部，朝着同侧唇峰方向，向中线方向进针直至针头完全没入。

◆ 持续缓慢地推注填充剂，在上唇上方做线状注射技术，边退针边注射填充剂到真皮中层至真皮深层。

步骤 10 确定第五个注射点的位置

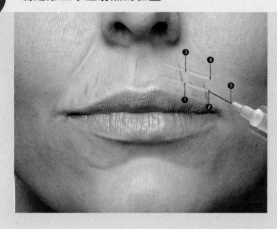

◆ 第五个注射点位于口角上方，并与第二针注射点重合。

步骤 11

进行第五次线状注射

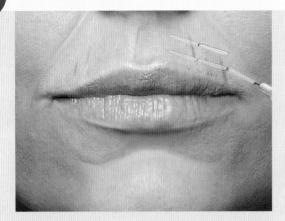 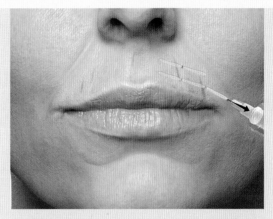

- 将针头与皮肤成30° 刺入皮肤，平行于唇部，朝着同侧唇峰方向，向中线方向进针直至针头完全没入。

- 持续缓慢地推注填充剂，在上唇上方做线状注射，边退针边注射填充剂到真皮中层至真皮深层。

步骤 12

按压唇部

- 将拇指置于皮肤表面，食指置于上唇黏膜，两指捏住上唇，从上唇的中央缓慢向上唇的外侧移动并轻轻按压，以抚平小的肿块和结节。

- 仍存在不平整的区域时，用水润湿该区域，继续用食指和拇指牵拉上唇促进填充剂的均匀分布。

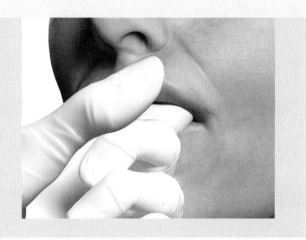

<table>
<tr><td>步骤
13</td><td>移至患者另一侧并重复之前的步骤</td></tr>
</table>

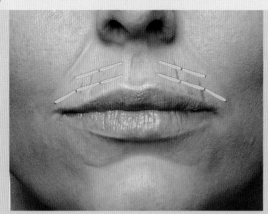

- 在另一侧的上唇皮肤重复步骤2~步骤12。

<table>
<tr><td>步骤
14</td><td>补注漏填区域</td></tr>
</table>

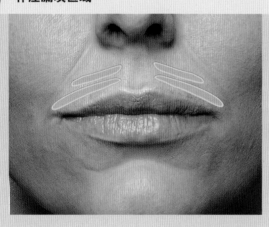

- 如果检查发现有漏填的区域，应在此处补注填充剂，消除填充剂之间的间隙。
- 随后再次按压上唇皮肤填充区，以抚平小的肿块和结节。

案例7

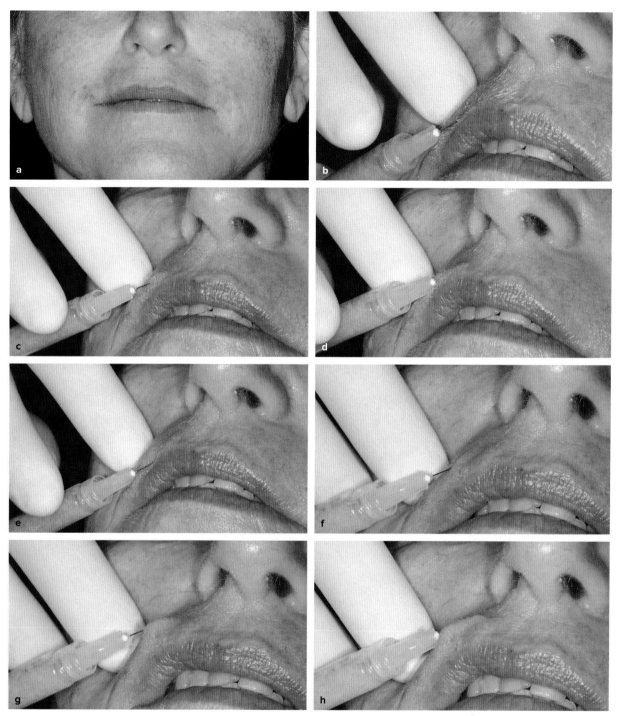

图10-13 （a）治疗前的上唇皮肤形态。（b）将针头放置在皮肤上以确定第一个注射点。第一针线状注射在靠近唇红缘处进行。（c）填充剂应注射到真皮层中较深处，而不是注射到肌肉中。（d）采用线状注射技术进行第一针注射，即边退针边注射。（e）注射的方向应与唇纹的走向方向相垂直。填充的剂量应足以提升皮肤并抚平皱纹。（f）第二针线状注射通常需要比第一针更多的填充剂量。（g）持续缓慢地推注填充剂，做线状注射技术，边退针边注射。（h）第三针线状注射在平行于第一针注射的上方区域进行。

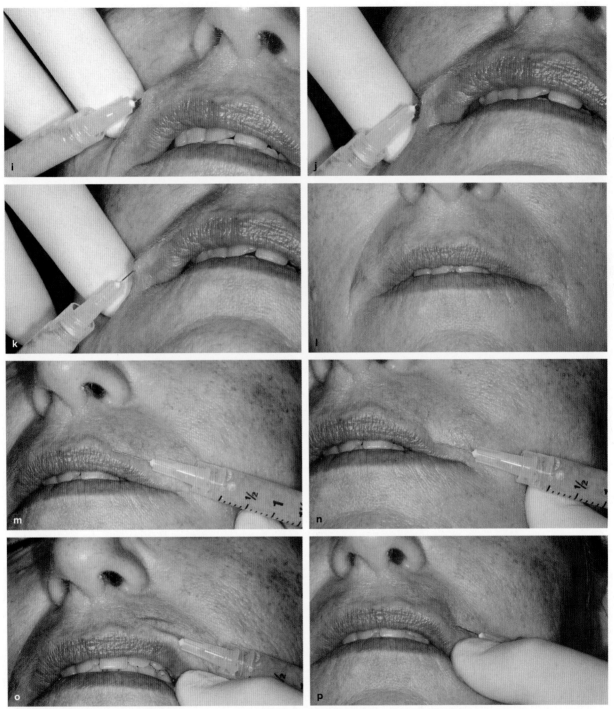

图10-13（续） （i）填充的剂量应刚好足以提升皮肤并抚平皱纹。（j）在上一针的外侧重复之前的步骤。（k）每针的注射剂量须大体相同，以使皮肤与皱纹的改善程度一致和谐。（l）右侧的上唇皮肤已完成治疗，可见唇部的轮廓也更加清晰。（m）在对侧的上唇重复之前的注射步骤。将针头放置在皮肤上以确定注射点。（n）进针点位于唇红缘上方3mm处，这也会一并改善唇部的轮廓，使其更加协调。（o）做线状注射技术，边退针边注射。（p）与对侧类似，第二针线状注射需要更多的填充剂量。

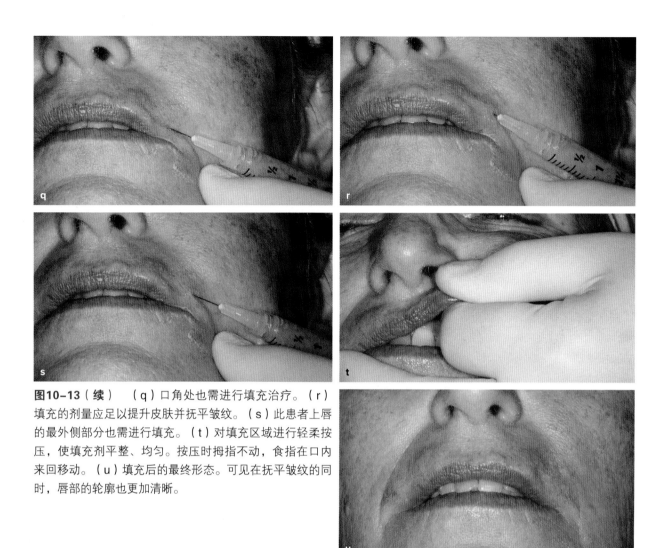

图10-13（续） （q）口角处也需进行填充治疗。（r）填充的剂量应足以提升皮肤并抚平皱纹。（s）此患者上唇的最外侧部分也需进行填充。（t）对填充区域进行轻柔按压，使填充剂平整、均匀。按压时拇指不动，食指在口内来回移动。（u）填充后的最终形态。可见在抚平皱纹的同时，唇部的轮廓也更加清晰。

泪沟

泪沟是下睑下方的褶皱下缘颜色较暗沉的弧形凹陷，常常随着面部的衰老而出现。眶下缘的骨架化（软组织容量逐渐缺失导致骨骼的形态更加突显）会使泪沟进一步加重。

适应证和禁忌证

- 皮肤填充剂可用于解决眼睑下方的暗沉凹陷，以及帮助轻度脂肪膨出的眼袋患者缓行眼睑整形手术。
- 传统上，泪沟指的是眼睑下褶皱的内侧部分；然而，随着年龄的增长，眶下缘会因骨架化而变得

更加清晰，因此可以沿着整个眶下缘的顶部进行填充注射。

麻醉剂和填充剂的准备

- 稀释的2%利多卡因-肾上腺素溶液。
- 30G、0.5英寸的针头。
- 18G、1.5英寸的针头。
- 22G、1英寸的锐针用于刺破皮肤。
- 27G的钝针用于填充剂注射。
- 外用表面麻醉药膏，如将10%苯佐卡因、20%利多卡因、10%丁卡因和10%二甲亚砜（DMSO）混入Lipoderm基剂（美国专业配制中心）的复方制剂。

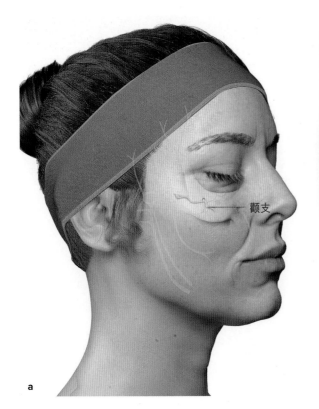

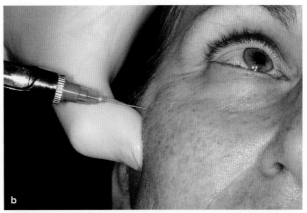

颧支

图10-14 （a）颧神经，它是上颌神经（源自三叉神经）的一个分支（注意不要和面神经的颧支相混淆）。（b）注射麻醉颧神经，为泪沟的填充治疗做准备。

- 建议使用的填充剂：
  - Restylane Silk（Galderma）
  - Restylane Refyne（Galderma）
  - Juvéderm Volbella（Allergan）
  - Belotero Balance（Merz North Aesthetics）
  - 富血小板血浆（PRP）
- 建议的填充剂量：
  - 每侧眼睑使用0.1～0.45mL小分子填充剂

预防措施

- 泪沟注射会增加患者晕倒、昏厥的概率。
- 注射泪沟时，如果填充剂注射层次过浅可能导致淤青。皮肤还可能呈现蓝色的丁达尔效应（见第4章）。

- 眶周区域走向着一些重要的面部血管。为避免血管损伤，强烈建议在该部位使用小号的钝针注射。
- 如果注射到眶下缘以下的位置，就会因为抬高了颧颊部的软组织从而导致泪沟加深。
- 如果注射操作得当，下眼睑不会出现结节和凹凸不平的情况，除非发生了血肿。
- 如果结节或肿块持续存在2周以上，嘱患者热敷眼睑20分钟，并用力按压治疗区域，这有助于抚平结节和改善轻微的不平整现象。
- 通过在皮下组织注射透明质酸酶，可以大幅度减轻结节和改善组织变色的情况。

图10-15 泪沟填充注射的分步操作步骤

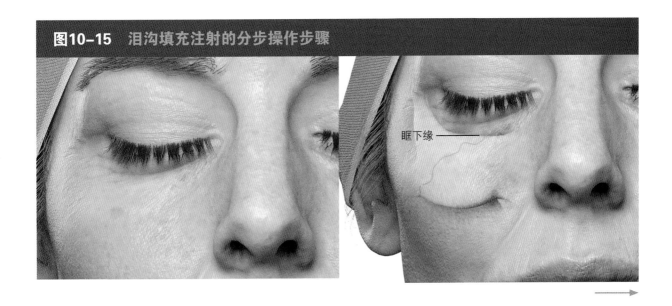

眶下缘 ————

麻醉方法

该治疗部位的麻醉方法包括眶下神经阻滞麻醉、颧神经阻滞麻醉和表面麻醉。使用30G、0.5英寸的针头进行眶下神经阻滞麻醉。使用18G、1.5英寸的针头进行颧神经阻滞麻醉。注射部位用酒精清洁消毒后，每次注射0.1mL麻醉剂（图10-14）。根据填充治疗的难易程度可在面部两侧的其他部位增加麻醉剂的注射。按压麻醉剂注射部位有助于麻醉剂的扩散和减少治疗区域的水肿。

皮肤填充剂的注射操作

该区域的注射痛感并不强烈，但许多患者会感到紧张不安。该区域也是注射难度最大的部位之一。为了尽量减少淤青，医生应使用钝针而不是锐针来注射填充剂。钝针的针头长度应足够长，以便通过一个进针点或尽可能减少进针次数来达到填充整个泪沟区域的目的。应使用22G锐针刺破皮肤后，使用27G钝针进行填充剂注射。

患者应采取坐姿。使用22G、1英寸的针头在下眼睑菲薄的皮肤上做一个穿刺口，以便插入钝针。这会大大减轻局部的淤青，因为大多数血管都分布在眼轮匝肌中。然后，钝针以一定的角度向上

进针，直至进针至眶下缘的顶部。用另一只手的手指来引导钝针的进针路径，不断确认进针时针头所处的位置，并保护眼眶内容物。在明确钝针的针尖已抵达骨面并确认其位置准确后，方可非常缓慢地将填充剂注射至骨面上。

将填充剂精确地注射在上颌骨上缘的最高点、眶下缘的顶部非常重要。如果出于犹豫或畏惧，将填充剂注射在较低的位置上，就有可能因为抬高了颧颊部的软组织而未抬高泪沟，导致泪沟的加深。慢慢地退针并以小剂量的点状注射技术填充凹陷部位，每点推注0.1 ~ 0.2mL，同时进行按压。填充完成后，医生应按压填充剂来进行塑形，并嘱患者活动眼球，以便检查双侧的对称性。

治疗后的冰敷十分重要。使用上述操作方法，出现术后淤青的情况较少。如果填充进针时穿过的皮肤较薄或注射的层次较表浅，则更易出现淤青。

疗效维持时间

•泪沟的注射填充一般能够维持6 ~ 9个月。

图10-15为泪沟填充注射的分步操作步骤。图10-16和图10-17为相关的案例讲解。

步骤 1 **局部麻醉**

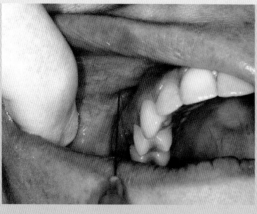 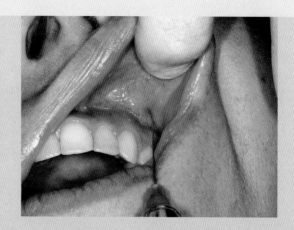

◆ 使用酒精消毒泪沟周围的皮肤。

◆ 经口内进针进行眶下神经阻滞麻醉，注射麻醉剂0.1～0.45mL（稀释的2%利多卡因-肾上腺素溶液）。

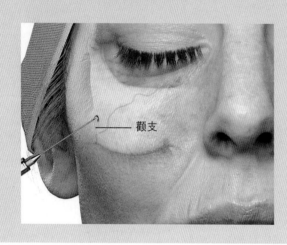

◆ 进行颧神经阻滞麻醉，注射0.1～0.45mL麻醉剂（稀释的2%利多卡因-肾上腺素溶液）。

◆ 10分钟后麻醉起效。

颧支

步骤 2　**确定第一个注射点的位置**

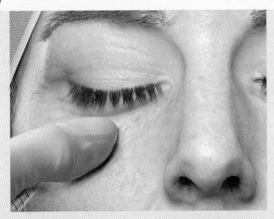

- 触摸轻柔按压下眼睑，沿着上颌骨上缘，找到位于眶下缘最高处的上颌骨上缘顶点。

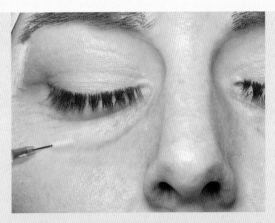

- 使用22G锐针刺破皮肤形成注射点，使用27G钝针进行填充剂注射。

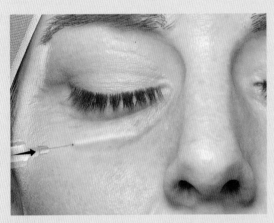

- 钝针以一定的角度向上进针，直至进针至眶下缘的顶部。

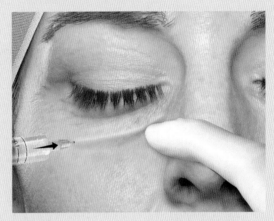

- 用另一只手的手指来引导钝针的进针路径，不断确认进针时针头所处的位置，并保护眼眶内容物。

步骤 3 **缓慢注射到骨面上方**

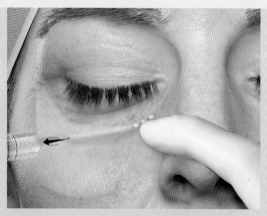

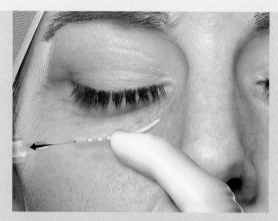

- 使钝针的针头抵住眶下缘顶部的骨面。
- 慢慢地退针并进行一系列小剂量的点状注射，每点0.1～0.2mL。

- 注射填充剂至凹陷区域的同时进行按压。

- 填充后，继续按压填充剂来进行塑形，并嘱患者活动眼球，以便检查双侧的对称性。

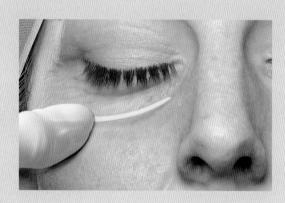

 步骤 4 **移至患者另一侧并重复之前的步骤**

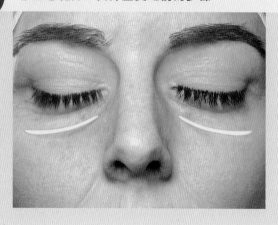

- 在另一侧泪沟重复步骤2和步骤3。

案例8

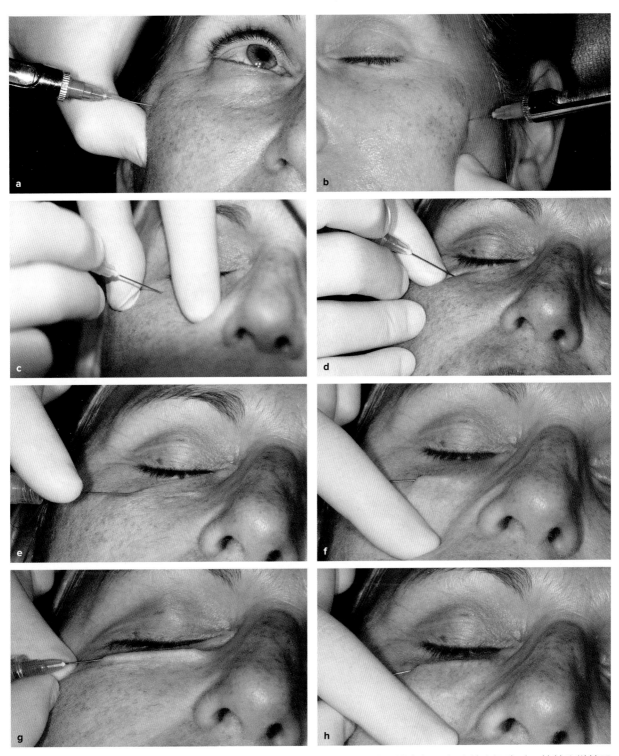

图10-16 （a和b）使用2%利多卡因溶液麻醉颧神经，以消除眶下区的注射疼痛。（c）填充泪沟时，钝针比锐针更安全。然而，由于钝针的针头是圆钝的，需首先使用一个针尖稍大的锐针针头来刺破皮肤。（d）针头刺入皮肤并到达皮下，建立钝针的进针通道。（e）然后将钝针插入进针通道并缓慢进针，将皮肤的各层分离。（f）按压固定周围的皮肤，以便能够较好地控制进针方向。（g）钝针针头抵达鼻外侧骨面。（h）然后在退针的同时进行一系列的点状注射。

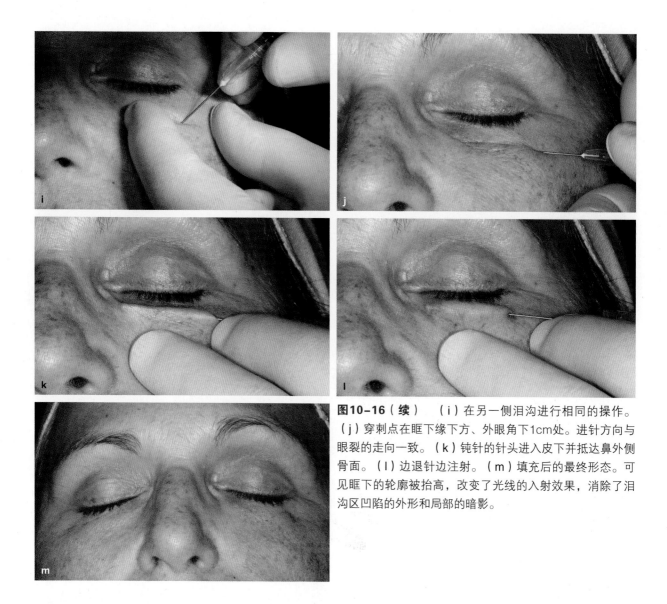

图10-16（续） （i）在另一侧泪沟进行相同的操作。（j）穿刺点在眶下缘下方、外眼角下1cm处。进针方向与眼裂的走向一致。（k）钝针的针头进入皮下并抵达鼻外侧骨面。（l）边退针边注射。（m）填充后的最终形态。可见眶下的轮廓被抬高，改变了光线的入射效果，消除了泪沟区凹陷的外形和局部的暗影。

案例9

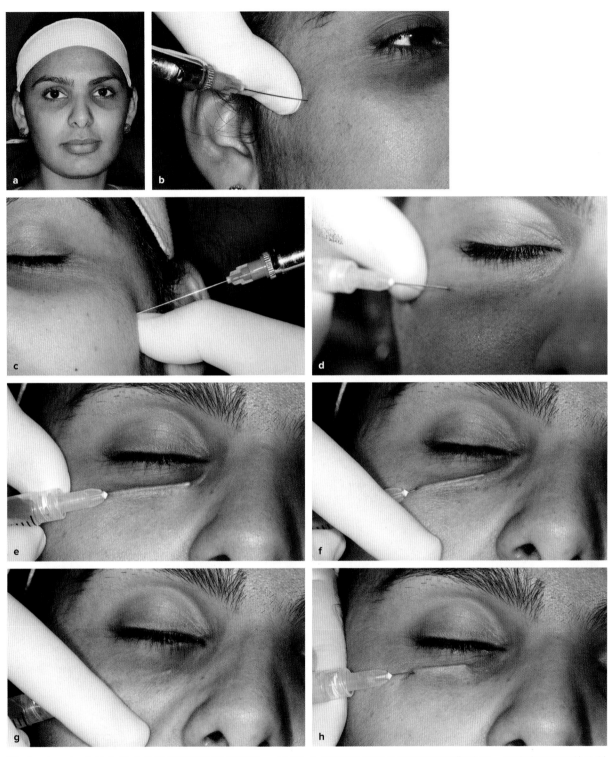

图10-17　（a）该年轻女性抱怨眶下区的黑眼圈。（b和c）使用2%利多卡因溶液麻醉颧神经，以消除眶下区的注射疼痛。（d）首先治疗右侧。将钝针进入用稍大锐针穿刺形成的进针点中。进针点在眶外侧缘下方1cm处，朝向内眼角的方向进针。（e）将钝针进针至距内眼角1cm处，避免损伤泪道。（f～h）用食指按压固定周围的皮肤，采用扇形技术将下眼睑皮肤剥离。

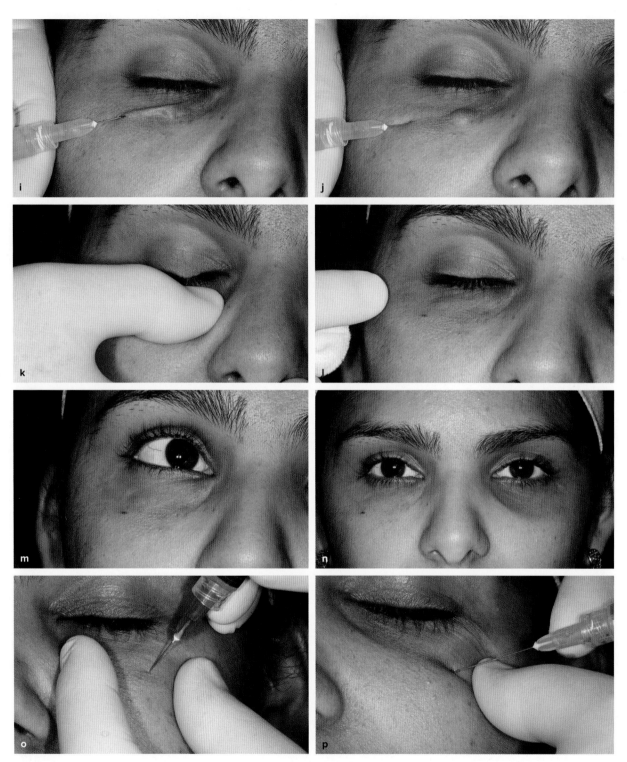

图10-17（续） （i）从顶端开始注射填充剂，采用扇形注射技术，边退针边注射。（j）可以明显观察到填充剂注射在眼睑的下方。（k）局部进行按压，以保证填充剂均匀分布，外观平整。（l和m）右侧填充后的最终效果。由于皮肤的抬高和由此产生的光线折射变化，黑眼圈消失了。（n）治疗后的右侧泪沟和未治疗的左侧泪沟的对比非常明显。（o）继续治疗患者左侧。钝针最初以45°刺入直至刺入皮肤。（p）钝针刺入皮肤后，调整进针方向至15°，将其继续推入皮肤。

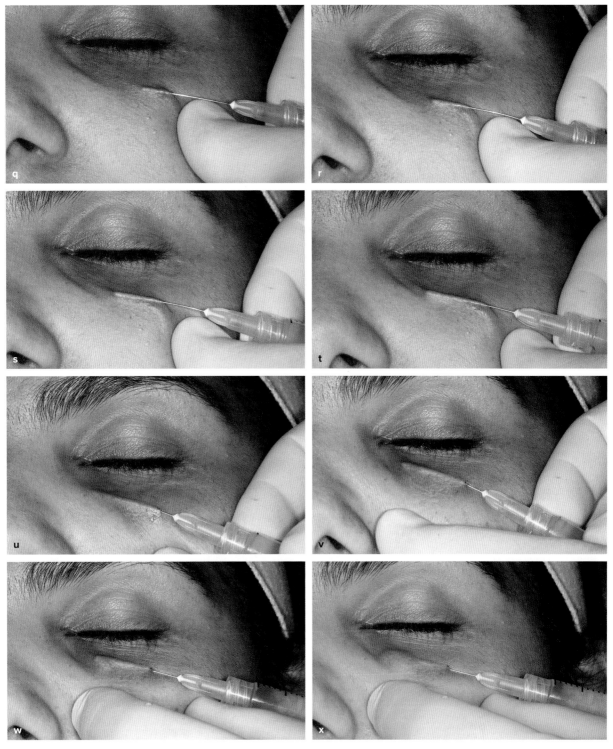

图10-17（续） （q）理想的进针深度是可以看到及触摸到钝针在皮下的走向。（r和s）在钝针进针时，需保持轻微的向上压力（轻微上挑的力量）。（t）钝针进针到距离内眼角1cm的位置，避免损伤泪道。（u和v）用食指按压固定周围的皮肤，采用扇形技术将下眼睑皮肤剥离。（w）依然从顶端开始注射填充剂，还是采用扇形注射技术，边退针边注射。（x）可以明显观察到填充剂注射在眼睑的下方。

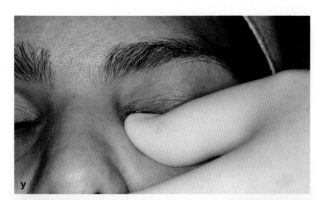

图10-17（续） （y）局部按压治疗区域，使填充剂均匀分布，外观平整。（z）治疗前的泪沟形态。（aa）治疗后泪沟的即时形态。可见黑眼圈消失了，眼睑下轮廓也变得更加和谐美观。

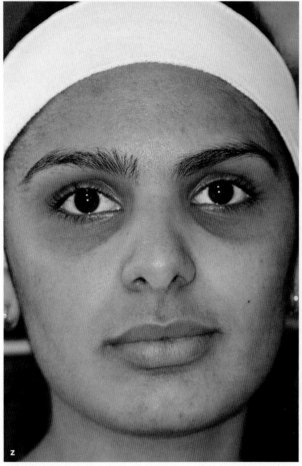

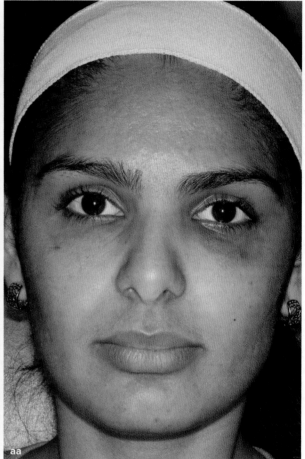

本书所列举的部分产品及其生产厂商中英文对照表

产品名称		生产厂商	
Accutane	异维A酸	Roche	罗氏制药
Bellafill	贝丽菲尔	Suneva Medical	索奈瓦医疗
Belotero Balance	柏丽	Merz North America	梅尔茨
Botox	保妥适	Allergan	艾尔建
Dysport	吉适	Galderma	高德美
Juvéderm 　–Ultra 　–Ultra Plus 　–Volbella XC 　–Voluma XC	乔雅登 　–雅致 　–极致 　–质颜 　–丰颜	Allergan	艾尔建
Radiesse	瑞得喜微晶瓷	Merz North America	梅尔茨
Restylane	瑞蓝	Galderma	高德美
Revanesse Versa	柔纬斯Versa	Prollenium	宝莉莲
Sculptra Aesthetic	舒颜萃（塑然雅）	Galderma	高德美
Teosyal RHA	泰奥RHA系列	Teoxane	泰奥赛恩
Valtrex	伐昔洛韦	GlaxoSmithKline	葛兰素史克
Vicryl	薇乔	Ethicon	爱惜康
Xeomin	西马	Merz North America	梅尔茨